中醫師寫給妳的

科學調經養卵全書

陳家駒——著

春日和中醫診所院長

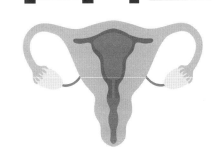

成功者不斷！
吃對中藥＋實踐5大好習慣，
有效調理月經、改善排卵功能

有關婦科的問題，
都能在本書中找到解答

看到本書讓我覺得驚嘆，憶起 105 年家駒在本院當實習醫師時，他就對中醫婦科非常感興趣，常在診間討論婦科相關疾病的治療，同時他也在 106 年《中醫內科醫學雜誌》第 14 卷第 1 期發表一篇文章，即〈AMH 過低、卵巢早衰型不孕症之中西結合治療病例報告〉，他對婦科的執著與熱忱，一枝草一點露累積著，當時我相信他日後定能成為中醫婦科權威醫師。

上個月家駒邀我為他的大作寫推薦序，我惶恐又欣喜，事隔 8 年，他已經成為專家了。對月經不調的多囊性卵巢囊腫，其治療經驗豐富，故可用淺顯易懂的文字來跟患者對談，以補診間時間不足的衛教。除了可讓讀者了解「為何月經總是遲遲不來？為何我是胖胖的？臉部猛長痘痘？體毛特別多？頸部怎麼也遮不白？」等，包括「多囊性卵巢囊腫是否以後沒辦法懷孕」等問題，也都能找到解答。

在書中，陳醫師除了為病患解除心中的疑惑，也會說明中醫如何使用中藥及針灸治療，讓卵泡優質的長大，並讓荷爾蒙恢復正常功能，最終使月經能順順來，並且成功懷孕。

醫者仁心仁術，陳醫師除在診間與患者互動，更抽空撰寫這本調經備孕工具書，助益讀者。相信本書能成為女性朋友的口袋書，幫助了解月事問題，並達到預防效果，使自己更健康。

廖麗蘭

臺北市立聯合醫院林森中醫院區中醫婦科部主任

這是一本女性想要了解自己
月經的百科全書

　　有感於多年來看診的心路歷程，陳醫師整理出在門診面對苦惱月經女性的種種問題。

　　這些門診不能說的事，包括有苦惱月經失調而備孕不順利、也有因為沒對症下藥而飽受藥物副作用的折磨，更甚者是單純因為疾病未解決而發胖數十公斤的不知所措。相信這些大大小小的問題，都可以在這本好書當中找到您需要的答案。

　　陳醫師學貫中西，不僅在書中破除許多治療婦科疾病上的中醫迷思，同時鉅細靡遺說明月經相關的各種生理變化以及背後的現代機理，深入淺出的讓讀者了解為什麼會出現排卵試紙陽性但又不排卵的可能，也清楚交代了「腦下垂體－卵巢－子宮」的生殖軸，在各個層面需要考量的問題。

書中不僅詳細介紹中西藥物的治療方式，也提醒大家易忽略的生活作息及飲食起居，讓讀者知道為什麼單純只靠藥物治療往往無法根治婦科問題，其實也需要在生活作息上盡量配合，也體現中醫治療的整體觀。

　　與以往常見的中醫書籍非常不同之處在於，陳醫師將中醫理論與婦產科臨床上用來評估的相關荷爾蒙數據，進行整合判斷與理論演繹。讓讀者了解中醫的治療不僅是見到單次月經來潮以外，更有明確的數據佐證卵巢子宮的功能有所恢復，呼應出陳醫師所提倡的中醫科學養卵的思想。

　　同樣作為臨床多年的中醫師，我個人相當推薦這本《中醫師寫給妳的科學調經養卵全書》，相信看過的讀者無論男女，都能對於「調經養卵」有更清楚的收穫。

劉佳祐
昌盛堂中醫診所院長

讓本書成為妳的
調經備孕工具書

　　記得有一次在門診，一位已經困擾於多囊性卵巢問題近 10 年的患者來看診。她表示自己的月經從國高中開始就是不規律的情況，經常 2 至 3 個月才有一次月經，後來家長帶她去婦產科檢查，才發現卵巢裡面有過多的卵泡——原來她有多囊性卵巢體質。

　　於是，婦產科醫師開立避孕藥給她服用作為治療，沒想到避孕藥一吃就是好幾年，而在服用避孕藥的這段期間，她的體重也從 50 公斤一路上升到 80 公斤。

　　到了大學畢業，她嘗試想停用避孕藥，看看月經是否能自動報到，沒想到在經過這麼多年的「避孕藥治療」之後，停藥後的半年間，月經竟也完全沒出現，重新抽血檢驗荷爾蒙，AMH 數值（全名為 Anti-mullerian Hormone，即抗穆勒氏管荷爾蒙，能顯示卵巢卵泡的庫存量，若高於 5 可能是多囊性卵巢症候群）比學生時代更高，這表示她的多囊問題沒有絲毫改善，甚至更加惡化。

後來她去了家裡附近的幾間中醫診所看診，結果沒有半位中醫師能夠完整解釋她的病情，也沒有給予長遠的治療規劃，只嘗試使用中藥催經，但是效果不彰，更別說是改善她的多囊問題。

　　就在她已經接近放棄希望，打算回去繼續避孕藥療程的時候，她在網路上看到了我的有效治療案例，在萬般考慮之下，還是選擇來到我的門診，希望再給自己一次嘗試的機會。

　　後來她很認真配合我的治療方式，不但體重瘦回高中時代的 50 公斤，月經也可以每個月自動報到，檢查 AMH 數值也已回到正常範圍，表示她的多囊問題已經有明顯改善。

盲目看診，無法解決問題

　　在門診裡，我用古代中醫與現代醫學的理論，詳細的向她解釋了「多囊性卵巢的發生原因，以及疾病為何惡化，我們又應該如何著手治療」。

　　她說，在過往看過的許多門診中，無論是中西醫師都不曾這樣向她詳細解說，她也是第一次如此清楚理解，自己的身體究竟發生了什麼問題。

　　除了這位多囊性卵巢患者，在門診也還有很多月經失調的患者，因為對於卵巢排卵與月經運作的原理了解甚淺，而不知道自己為何月經失調、為何不易懷孕，更不知道應該從何改善與尋求治療。

　　很多人在婦產科拿了幾次調經藥之後，覺得症狀有些許改善便停

藥，但因為沒有進一步深究月經失調的核心原因為何，繼續維持不良作息和習慣，結果過了一段時間，月經失調的問題又再次找上門。

又或者是聽聞中醫調理身體、治療月經失調問題有效，於是嘗試中醫治療，但是往往因為對於中醫名詞十分陌生而不具體，不知道自己在調理的是什麼體質問題，更甚者沒有明確治療目標，不知道怎樣才算是藉由中醫調理之後，身體有達到改善的證明。

正因為上述的緣故，加上許多婦科問題的病因複雜，有太多的「疾病前因後果」沒辦法在門診的短暫時間內，用三言兩語就講解完畢。因此 6 年前，我創建了獨立寫作網站、臉書粉絲專頁「門診不能說的事」，當時的初衷與目的便在於此。希望能更詳細的表達在繁忙緊湊的門診時間內，無法講解完畢但又十分希望患者可以知曉的重要知識。

去年，受邀於聯經出版公司寫作本書。這本書同樣希望帶給所有女性朋友一些關於排卵、月經、備孕等相關的重要知識，及在門診中沒辦法詳盡傳達但又十分重要的資訊。

本書中使用許多中西醫學的專有名詞，目的是希望成為一本能隨時查找的工具書，我已盡量將艱澀難懂的理論以白話說明，希望能幫助大家閱讀。或者，讀者也可以將本書當成是居家必備的婦科調經及備孕入門工具書，遇到相關問題時能想起它、查找相關資料。希望書中的豐富內容能協助各位，找到適合自己的治療方式及醫師。

目次

前言

第一章
大腦、卵巢、子宮，決定月經好壞

• 專欄 •

第二章

關於月經，原來和你想的不一樣

第三章

排卵總是出狀況？可能是這些問題造成的

• 專欄 •

第四章
如何養出好卵子？5大習慣最重要

第五章
排卵、多囊、調經，最多人想知道的 QA

前言

長期的體質、生理狀態、外在環境、

各種內分泌、生活作息及飲食習慣等，

對排卵功能、卵子品質的影響也是不容忽視的，

因此若想養好卵，

上述的每個環節都需留意，缺一不可。

1

何謂「中醫科學養卵」？
核心觀念是什麼？

　　所謂「中醫科學養卵」的核心觀念，在整體概念上追求傳統中醫的「全面觀」，也就是從身體各個面向、整體體質、長期身體狀態，去理解與看待這些條件是如何影響女性卵泡的發育與卵子品質。但同時也要合併現代醫學的研究與理論，用科學的方式去驗證「中醫介入下進行的養卵過程」，會具有哪些實質可看見的助益，也許是患者的生化檢驗數值、基礎體溫型態變化、使用超音波追蹤卵泡發育，更甚者，是在取卵與試管療程時直接觀察取卵品質等。

　　所謂「養卵」，追求的包含兩個部分：「良好的排卵狀態」與「良好的卵子品質」，而良好的排卵狀態與良好的卵子品質，其實兩件事為相輔相成。

　　要知道在排出卵子之前，卵子都會與卵泡一同生長發育，同時卵泡會提供卵子養分，彼此具有信息交換的現象，因此卵泡的品質與狀態也會間接影響卵子的品質。

卵泡是儲存在女性卵巢器官中的組織，所謂的卵泡發育，是指從休眠狀態的「原始卵泡」，一路受到荷爾蒙訊號的刺激而逐漸長大，最終形成可排卵的「成熟卵泡」的過程。當卵泡成熟之後便會促發破裂現象，將其中的卵子排出，這一連串從卵泡發育到最終排出卵子的過程，其實都包含在廣義定義的「排卵現象」中。

排卵現象又會受到身體巨觀生理狀態的影響，舉凡生活作息、飲食習慣、情緒壓力、體重變化……都會間接或直接的影響卵泡生長發育與排卵現象。由此可知，**想要好好養卵，我們需要先從調理身體做起，這也是「中醫養卵調經」的核心理念。**

在接下來的第一章中，我們會詳細介紹關於「排卵」的前因後果，部分內容可能會有較多專有名詞，並盡可能提供簡單的總結說明，方便讀者參考。之所以這樣撰寫，主要目的是希望讓大家能更了解「排卵這件事是如何發生的」，這樣在後續的章節中，才會更理解醫師在臨床上是如何從中切入給予幫助，以達成養卵的目的。

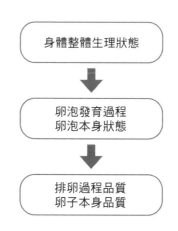

身體狀態和排卵過程息息相關

2

「養卵」的目標有哪些？
能帶來哪些影響？

看完前文後，相信妳對養卵應該已有基本認識，也了解並非短時間就能達成。或許妳會開始思考，這麼做能達到哪些目標或是能帶來哪些正面影響呢？因此在開始養卵前，不妨先來看看我整理的三個層次的目標，讓自己能循序漸進了解「養卵」帶來的影響。

(第一層目標──當次月經週期的排卵狀態)

隨著女性每一次的子宮內膜剝落、月經出血，同時間也會有下一波卵泡進入生長成熟的階段，直到其中有卵泡最先達到成熟狀態，進而破裂排出卵子。

先以最淺層的養卵目標來說，其實指的就是調理「每次月經結束後緊接著下一輪的卵泡發育狀態」，也就是讓該次排卵期內的卵泡能正常長大成熟，準時順利排出品質好的卵子。

就像坊間民眾會在月經後自行服用四物湯、八珍湯補身體，或是西醫如果想加強患者的排卵能力時，就會在月經剛來的第 3 至 5 天開始給予刺激卵泡發育的相關藥物（排卵藥、排卵針），其實這些方式都是在幫助該次排卵週期內的卵泡發育。

但是這類「僅針對該次排卵週期進行加強」的方式，其實並沒辦法起到真正養卵、長期性改善排卵品質的效果，頂多對於輕微排卵失調或是只想改善當次排卵問題時，能夠有所幫助。

舉例來說，如果是長時間有多囊性卵巢問題或是長期季經的患者會發現，吃一次排卵藥頂多改善那一次的月經、讓它稍微能夠準時報到，一旦下一個週期沒有服用排卵藥，月經又會回到之前不準時報到的狀態，**這是因為排卵藥只能改變當次週期中的卵泡發育狀態**，長期的排卵功能失調問題其實並沒有得到改善。

第二層目標──思考卵泡在卵巢中啟動生長的 3 個月過程

為什麼養卵要注意該次排卵往前推 3 個月的卵巢內狀態呢？這就要提到兩個重點：①卵泡從可以受到荷爾蒙刺激發育的次級卵泡到成熟排卵階段，一共需要 85 至 90 天，大約 3 個月；②卵巢內的狀態會受到卵泡產生的各種荷爾蒙影響，這些荷爾蒙也會反過來影響卵泡的發育，是屬於長期性的影響。

第一點的部分，我們會在後面的章節詳細說明，大家現在只需要知道，卵泡從可以受到荷爾蒙影響的階段到最後成熟排出卵子，需要經過 3 個月的時間。也就是說，在這個月即將排出卵子的成熟卵泡，其實是從 3 個月前就已經在卵巢裡開始慢慢長大了，而且逐漸發育的

這 3 個月之間，它也會受到身體狀態的影響。

第二點的部分，直接舉實例說明會比較容易理解。多囊性卵巢患者的卵巢中，有許多「長到一半的不成熟卵泡」，這些不成熟卵泡會持續的製造雄性激素與 AMH（抗穆勒氏管荷爾蒙）。當雄性激素與 AMH 太高的時候，可能進一步干擾其他同樣也存在於卵巢內的卵泡，影響它們的生長狀態，造成延遲或暫停排卵。

相反也有研究指出，如果卵巢內卵泡產生的雄性激素過低，也有可能導致未來排出的卵子品質較差而不易受精。因此卵巢內的狀態與內部荷爾蒙的穩定性，對於排卵來說非常重要，這些也是屬於較長期的影響。

第三層目標——思考一個人長時間的身體基礎狀態、生理機能、外在環境、各種內分泌、生活作息及飲食習慣等，對於卵巢運作的長遠影響

第二層目標也就是大家常聽到的「養卵 3 個月」概念，其實也只是比較狹隘的定義，是從「可以受到荷爾蒙刺激發育的次級卵泡階段」起來算。事實上，如果我們是從卵泡還尚未被啟動、休眠狀態的「原始卵泡階段」開始計算，從喚醒到卵泡招募、卵泡選擇、卵泡優勢化直到成熟排卵，這一連串的過程如同淘汰賽，需要長達超過半年的時間。

對於卵巢來說，超過 3 個月以上且更長期性的影響是存在的。對荷爾蒙刺激具有明顯反應的卵泡屬於已經發育到中後期階段的卵泡，也就是我們所說「次級卵泡以上」的階段，這時期開始的卵泡才足夠

大到可以在超音波檢查中被識別出來，但是卵巢中其實也同時存在其他無法被超音波觀測的小型早期卵泡（原始卵泡、初級卵泡或早期次級卵泡）。

這些無法被觀測的小型卵泡雖然無法立刻成熟排卵，但是它們一樣也會受到身體狀態、外在環境的影響。舉個極端的例子來說，癌症治療所採用的化療，對於卵巢與卵泡組織具有傷害性效果，輕微者可能需要 1 至 2 年才能逐漸恢復排卵功能，嚴重者則可能對卵巢造成永久性的傷害，甚至可能提前來到更年期停經。

因此，長期的體質、生理狀態、外在環境、各種內分泌、生活作息及飲食習慣等，對於排卵功能、卵子品質的影響也是不容忽視的（關於卵泡的發育過程，請詳見第一章頁 39 開始的說明）。

TIP

月經出現明顯改變時，一定要多留意

卵巢的排卵功能是否穩定正常，並非三天兩日形成，經常是中長期性的身體狀態、生活作息、各種因素逐漸影響改變。舉例來說，許多女性在 30 幾歲準備懷孕時，抽血檢查 AMH 數值才發現卵巢功能已比同齡人衰退不少，這通常並非一朝一夕造成，而是經過長時間的逐漸變化形成。

於是她們可能重新回想過去幾年的月經狀態，才恍然發現自己好像從過去某個時間點開始月經就不太正常，也許是月經提前、也許是月經量明顯減少，又或是行經天數改變，種種的月經不尋常跡象，都可能反映著卵巢排卵功能發生的變化。

因此建議女性朋友，當自己的月經狀態出現改變時，更要多加注意，見微知著，或許微小的異常背後都隱藏著未來可能發生的問題。

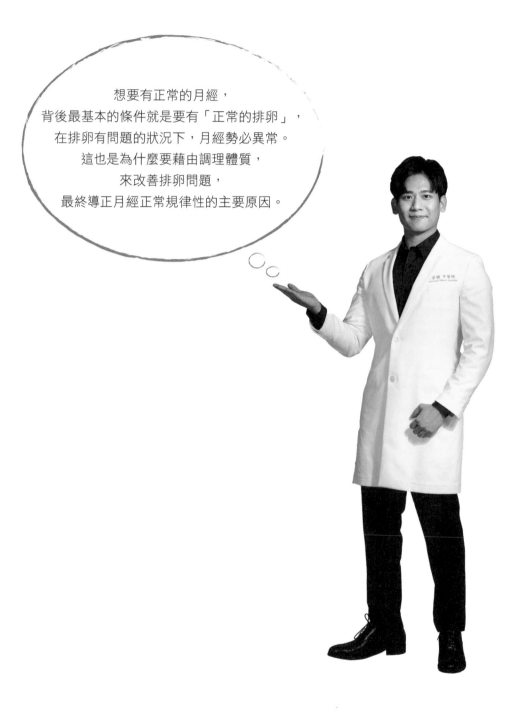

想要有正常的月經，
背後最基本的條件就是要有「正常的排卵」，
在排卵有問題的狀況下，月經勢必異常。
這也是為什麼要藉由調理體質，
來改善排卵問題，
最終導正月經正常規律性的主要原因。

第一章

大腦、卵巢、子宮，
決定月經好壞

如果把整個「排卵到月經」

當成是人體的一個任務，

那麼掌管這個任務由一個專門的系統負責，

也就是被稱為「性腺軸」的神經訊號傳遞鏈。

即「下視丘－腦下垂體－卵巢軸」，

三者會藉由調控不同的荷爾蒙分泌，

來完成「排卵」的使命。

1

為什麼想養卵，
要從「月經」開始調理？

現代女性的人生規劃進度與過往有極大的不同，生兒育女的計畫往往不一定會在生育的黃金時期完成。

多數人可能到了 30 歲上下才會開始考量未來是否生育，又或是更加推遲規劃，因此許多女性會考量是否要進行凍卵。

倘若生育計畫可能會在高齡之後才要完成，提早凍卵確實是一個選擇，因為卵巢的時間是不等人的，**以所有的備孕條件來說，「年齡」是最不可逆的**。雖然說步入高齡會顯著減少卵子的可用比例，但是我們依然有其他可以盡可能做好，改善卵巢狀態、卵泡品質、幫助備孕的方式，無論是否要進行凍卵又或是自然生育，女性都應該注意這些事情。

臨床上經常會發現，有些女性在準備要進行凍卵時，雖說年紀尚輕但是取卵成績卻不太理想，詳細詢問之下會發現，原來她們的月經狀態其實並不太正常（經血量減少、行經天數偏少、月經後段持續出

血難收尾、月經間隔週期異常），這些情況背後反映的正是她們的排卵品質、卵巢狀態可能有些問題。

> ### 正常的月經＝正常排卵狀態＋正常子宮內膜增厚代謝
> 兩者之中有一項出問題，月經就不會正常

要有正常的月經，背後最基本的條件就是需要有正常的排卵，雖然說月經不正常的背後原因不一定是排卵異常，**但是排卵有問題的情況下，月經勢必異常**。排卵狀態不正常，表示卵泡在成熟的過程中受到影響，排卵的品質可能也不理想。

因此，我們會藉由幫助患者調整體質、改善排卵問題，進而導正月經的正常規律性，目標在於調理月經，但實際行為其實是在「調理排卵功能」。

不正常月經的背後，也有可能是疾病所致

雖然說，理論上「當排卵功能失調或是子宮狀態異常時，月經勢必異常」，但是有時候不正常的月經狀態，可能反而被其他原因隱藏誤導而忽略。

舉例來說，隨著女性年齡增加，40 歲以上月經量逐漸減少是正常的情況，但是有時候排卵功能失調或是子宮發生異常（肌瘤、肌腺症、瘜肉），可能會導致月經量突然增多，患者還以為是自己回春了月經量才變多，其實可能是病理性因素導致。

因此建議女性朋友，**只要發現自己連續 2 至 3 個月的月經狀態與過往不太一樣，就可以先去婦產科檢查，優先排除一些明顯器質性問題（增生、腫瘤）**，後續再進行治療也會比較順利。

2

從排卵到月經，淺談「下視丘－腦下垂體－卵巢軸」的分工

　　在談養卵之前，我們需要先了解月經的形成原理。古代中醫在沒有超音波、抽血檢驗的情況下，便是依據女性「各種身體生理徵狀加上月經狀態的不同」，來作為反推判斷女性生殖系統功能是否正常的依據。

　　許多女性其實都有觀察自己月經的習慣，會觀察它的時間點、月經量、出血表現、有沒有血塊、有沒有經前症候群等。正因如此，多數患者來到門診就診時，最常提問的方式便是以「月經」為主體去詢問，像是：「月經為什麼會晚來？」「月經量怎麼變少了？」「這次血塊怎麼比較多？」

　　而醫師在聽到提問後的思考，並非放在月經本身上，而是造成月經如此改變的背後原因。

　　月經，正確應該稱為「子宮內膜增厚之後的剝落組織」，其中混雜了子宮內膜的組織、內膜剝落時的傷口出血，因此並非是完全血液

液體或是組織固體的型態。要了解造成每一次月經的不同變化，我們需要先知道，為什麼子宮內膜會出現每個月一次的週期性剝落現象。

　　一次正常的月經，是來自一次正常的排卵。當女性發生排卵現象之後，子宮內膜因為接觸到排卵後卵巢所產生的大量黃體素，才會進入快速增厚的階段（黃體期）。當內膜增厚到一定程度，同時排卵後的卵巢黃體組織也達到功能的極限，於是黃體組織便開始萎縮退化，這時候大約是排卵之後的 12 至 14 天。

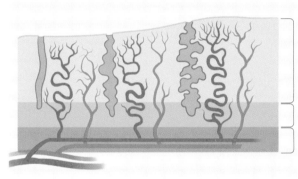

機能層（月經期會剝落代謝）
Functional Layer

基底層（月經出血依然存在）
Basal Layer

子宮肌膜層
Myometrium

圖 1-1　子宮內膜圖

　　子宮內膜可分為基底層（basal layer）及機能層（functional layer），機能層會在週期之中慢慢增厚，在沒有懷孕的情況下，變厚的機能層內膜會脫落，即是月經。正常的情況來說，每次排卵後的月經出血，都會將子宮內膜完整的剝落掉，因此如果是正常的排卵性月經，不太會有經血排不乾淨的情況發生。

　　如果把整個「排卵到月經」當成是人體的一個任務，那麼掌管這

個任務由一個專門的系統負責，也就是被稱為「性腺軸」的神經訊號傳遞鏈。

這個訊號傳遞鏈也就是性腺軸，是由三個部位所組成，即「下視丘－腦下垂體－卵巢軸」（Hypothalamic-Pituitary-Ovarian Axis，簡稱 HPO-Axis），在這之中，三者會藉由調控不同的荷爾蒙分泌，來完成「排卵」的使命。接下來，就分別介紹三者的作用。

下視丘——正確啟動排卵的開關

下視丘位於腦部至間腦的基底部位，負責主掌人體的內分泌，其負責的功能包括：

- 體溫調節
- 血糖穩定
- 水分平衡
- 脂肪代謝
- 飢餓與進食
- 睡眠狀態
- 性慾與性行為
- 情緒波動
- 生理時鐘
- 多種內分泌
- 自律神經系統

下視丘就像是統合人體各種生理機能「穩定性」的主管機關，各種生理機能之間也會在這裡進行整合、相互影響。一旦下視丘的功能因為各種原因而失序，便可能出現俗稱「內分泌失調」的現象，但是也並非所有的內分泌失調都是來自於下視丘。另外也有一些常見的內分泌交互影響，像是：長時間的嚴重睡眠障礙，會造成人體代謝下降、影響血糖平衡及月經週期等。

下視丘是控制排卵現象的開關，主要產生的荷爾蒙是「促性腺激素釋放激素」（簡稱 GnRH），至於女性的排卵機能，也是來自於下

視丘的控管。

下視丘分泌的 GnRH 會刺激腦下垂體，產生「濾泡刺激激素」（FSH）與「黃體生長激素」（LH）這兩種不同功能但都會作用在卵巢的荷爾蒙。兩者相輔相成幫助卵泡順利長大成熟，最終觸發排卵，因此如果下視丘出了問題，排卵功能也會失調，導致月經紊亂。

下視丘製造的荷爾蒙，如何影響卵泡發育及排卵？

促性腺激素釋放激素（GnRH）是由下視丘製造的荷爾蒙，刺激腦下垂體進而產生黃體生長激素（LH）及濾泡刺激激素（FSH）。研究發現，GnRH 之所以能讓腦下垂體分別產生出這兩種不同荷爾蒙的祕密，就在於「GnRH 激素釋放的波動性」。

下視丘藉由改變 GnRH 的分泌頻率、分泌強度，來刺激腦下垂體產生不同的荷爾蒙。簡單的舉例來說：

1. GnRH 高頻率分泌：主要刺激更多的 LH 分泌。
2. GnRH 低頻率分泌：主要刺激更多的 FSH 分泌。
3. GnRH 高分泌強度：主要刺激更多的 LH 分泌。
4. GnRH 低分泌強度：主要刺激更多的 FSH 分泌。

結論來說，人體的各種生理現象及其他內分泌，可能間接影響下視丘的 GnRH 產生波動變化，也就更進一步的影響黃體生長激素（LH）與濾泡刺激激素（FSH）的分泌改變。

而 LH 與 FSH 的分泌狀態、濃度比例，都會直接影響卵泡發育的過程以及是否能夠準時排卵，因此一切的生理現象都是息息相關的，這也是為什麼中醫可以藉由調理身體（穩定生理現象），來達到矯正排卵功能、讓月經規則化的效果。

腦下垂體主要製造兩種荷爾蒙來對卵巢、卵泡產生影響：濾泡刺激激素（FSH）、黃體生長激素（LH）。

濾泡刺激激素（FSH），顧名思義是由腦下垂體分泌之荷爾蒙，作用在卵泡之顆粒細胞，使卵泡發育長大及成熟，**是主要引導卵泡成熟的荷爾蒙訊號。**

黃體生長激素（LH），也是由腦下垂體分泌之荷爾蒙，同樣輔助卵泡成熟，更重要的功能在於刺激成熟卵泡發生破裂、排出卵子，同時刺激卵巢在排卵後形成黃體、產生黃體素，**是主要刺激卵泡破裂排出卵子的訊號荷爾蒙。**

當腦下垂體接收到來自下視丘，不同類型的 GnRH 訊號刺激，便會分別開始產生 FSH 與 LH。而在一個正常的排卵週期裡，腦下垂體所製造的這兩種荷爾蒙都應該要遵循一定規則的濃度變化，如此才能讓卵泡的生長發育過程順利。

在濾泡期前中期、月經剛結束時，會產生較多的 FSH 幫助卵巢濾泡的生長發育；在濾泡期後期、即將排卵的前一至二日，血液中的 LH 濃度會受到雌激素的影響而逐漸增加。

即將排出卵子的前 1 至 2 天，會發生一種所謂的「黃體生長激素分泌激發」（LH-surge），也就是一下子釋放出非常大量的 LH 來刺激卵巢讓卵泡破裂，可以想成「**黃體生長激素分泌激發**」（LH-surge）**是排出卵子的訊號開關**，我們平常使用排卵試紙所監測的，其實就是 LH 的濃度變化。

在卵泡成熟到排出卵子的過程中，LH 與 FSH 間必須協調穩定的分泌，一旦兩者發生失衡，便會開始出現排卵功能障礙、無法規則排卵或排卵品質不良等影響。舉例來說，某些患者因為 LH、FSH 的濃度過低，導致卵泡啟動發育較慢，於是延後排卵、月經週期過長；又或者是典型多囊性卵巢患者的 LH 濃度過高，導致卵巢內的卵泡無法正常生長而停滯堆積在卵巢裡，無法成熟排卵。

卵巢——接收訊號、養卵排卵、幫助受孕

卵巢是負責把卵泡養大、排出卵子及形成黃體組織的器官。卵巢在接收到來自腦下垂體的 FSH、LH 訊號之後，便會開始一連串的選擇卵泡、養大卵泡、排出卵子、產生黃體的過程。

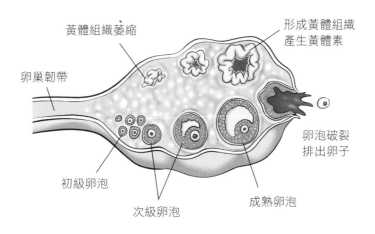

圖 1-2 卵巢中卵泡成熟到排出卵子的過程

濾泡刺激激素（FSH）與黃體生長激素（LH），在卵巢中有不同的作用。FSH 主要的功能是引導卵泡長大，其在卵巢中卵泡的顆粒細胞上作用，可以幫助雌激素的生成，雌激素的產生又會導致卵泡對 FSH 更加敏感，形成正向循環，讓卵泡逐漸長大。LH 主要的功能有兩個，一個是在卵泡發育末期將成熟卵泡排出，另一個則是在發生排卵後，讓卵泡細胞黃體化，開始製造黃體素。

當卵巢發生排卵現象之後，卵巢中卵泡細胞開始轉變成「黃體」（Corpus luteum）的組織，這個便是卵巢黃體化。卵巢黃體會產生幾種荷爾蒙，包括：雄激素、雌激素、黃體素等。**其中大量的黃體素能使子宮內膜狀態發生變化，變成容易著床受孕的狀態，同時內膜厚度也開始快速增厚（大於 1 公分），因此黃體素製造時間與製造量，都會明顯影響著床的成功率。**

來到發生排卵的第 8 天之後，如果此時沒有發生受孕情形，卵巢黃體便會開始逐漸萎縮，大約到排卵的第 14 天，黃體素量已經明顯下降許多，當黃體素不足以維持子宮內膜組織的生長狀態，子宮內膜組織便會開始剝落出血，形成月經。如果覺得以上過程很難懂也沒關係，可以直接參考右頁的圖片，就會清楚明白這個過程。

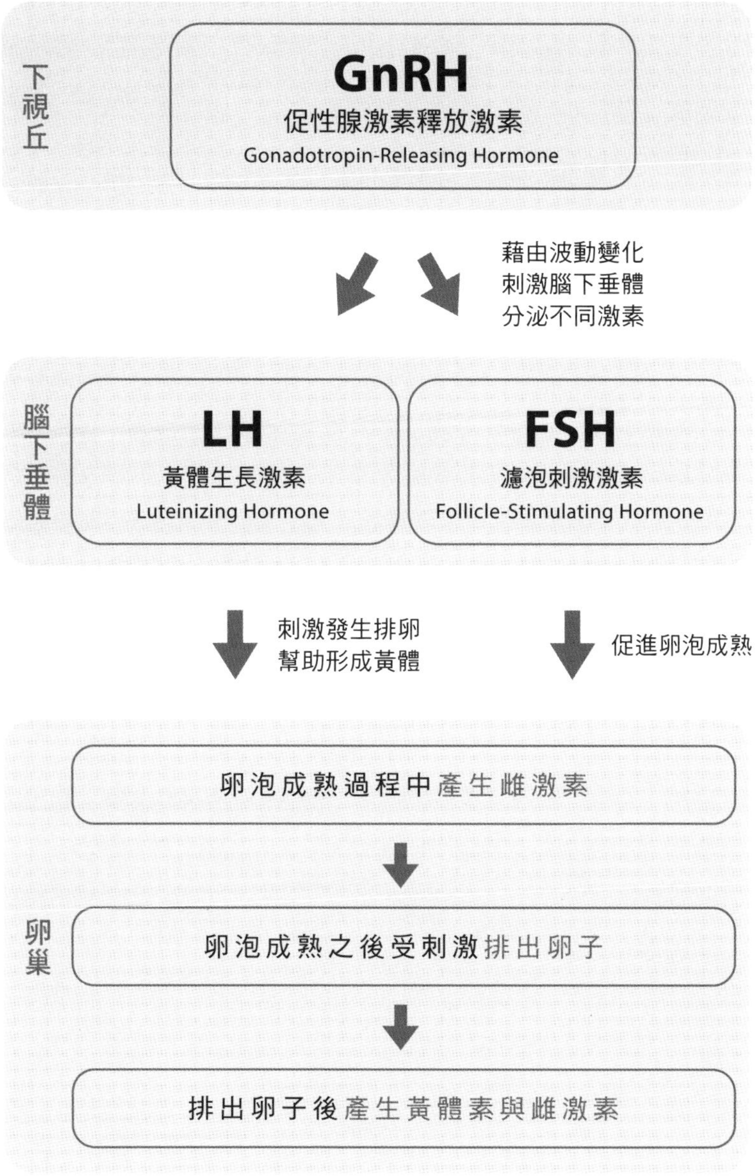

下視丘

GnRH
促性腺激素釋放激素
Gonadotropin-Releasing Hormone

藉由波動變化
刺激腦下垂體
分泌不同激素

腦下垂體

LH
黃體生長激素
Luteinizing Hormone

FSH
濾泡刺激激素
Follicle-Stimulating Hormone

 刺激發生排卵
幫助形成黃體

 促進卵泡成熟

卵巢

卵泡成熟過程中產生雌激素

卵泡成熟之後受刺激排出卵子

排出卵子後產生黃體素與雌激素

圖 1-3「下視丘－腦下垂體－卵巢」之間的荷爾蒙訊號鏈

自然月經和藥物月經，有什麼不同？

自然月經是需要排卵後才會發生的現象，經過卵巢中的卵泡成熟後排卵、而後卵巢開始產生黃體素，由身體自然產生的黃體素讓子宮內膜增厚，然後剝落代謝形成月經。

藥物月經則是跳過排卵的這個過程，藉由直接性的給予「含有黃體素成分藥物」（催經針、催經藥、事前避孕藥），藉由補充外源性黃體素來讓子宮內膜增厚，而後發生剝落出血。**藥物月經可以暫時性導正子宮內膜的異常狀態（持續出血、很久都沒有月經），但是無法達到完全矯正排卵功能的作用**，因此許多女性在使用催經藥、調經藥（事前避孕藥）調經一段時間、停藥之後，月經卻不一定會完全恢復規律性。

有些輕微的排卵失調問題，可能在使用這類含有黃體素成分的藥物、暫時幫助子宮內膜剝落之後就逐漸恢復排卵，有點像是輕微的電腦當機只要重新開機，就可以恢復正常，然而較為嚴重複雜的排卵功能失調就像是嚴重電腦故障，需要進一步找出造成失調的原因加以治療（例如：多囊性卵巢問題）。

3

認識月經週期，
以卵巢、子宮來說明

　　女性的月經週期在最標準理想的情況下，應落在 28 至 30 天左右，而整個月經週期來說，卵巢與子宮的時間階段性需要分開討論。以卵巢來說，整個週期可以切分成「濾泡期」、「排卵期」、「黃體期」；以子宮來說，則可切分為「行經期」、「增生期」和「分泌期」。

　　為了讓大家方便了解卵巢與子宮內膜在相同時間點的階段功能，以下的解說方式將以**卵巢分期為主，子宮內膜分期為輔**。

> 卵巢濾泡期（子宮內膜階段：行經期＋增生期）

　　濾泡期表示的是「卵子開始生長至成熟排卵前的這段時間」，一般為 12 至 14 天。前段包含了月經行經期的 4 至 6 天與月經結束後，大約 7 至 8 天的時間。在這個總數 12 至 14 天中，卵巢中的卵泡會開始被篩選與成熟，接著卵泡成熟而發生排卵，就是排卵期。

因此我們一般可以抓「上次月經首日」（Last Menstrual Period，簡稱 LMP）加上 14 天，大約就是排卵期預計會發生的時間。例如：上次月經來的日期是 1 月 10 日，則推測本次排卵期可能為 1 月 24 日的前後 1 至 2 日。

臨床上常見的月經週期過長患者，很大一部分的可能原因便是「卵泡成熟的速度太慢、發生排卵之前的濾泡期過長」，導致排卵日推遲超過前次行經後的 15 天以上。造成濾泡期過長的原因有許多，像是：先天體質因素、作息飲食失調、身心壓力干擾、內分泌失調疾病等，這些原因導致卵巢中卵泡成熟的速度較慢，需要更多天（大於 14 天）才能夠達到成熟、排出卵子。

每月月經週期

S	M	T	W	T	F	S
29	30	31	1	2	3	4
			月經行經期			
5	6	7	8	9	10	11
月經行經期						
12	13	14	15	16	17	18
		正常排卵日				
19	20	21	22	23	24	25
		延遲排卵日				
26	27	28	29	30	31	1
		下次月經行經期				

圖 1-4 月經週期圖

卵巢排卵期（子宮內膜階段：增生期）

在排卵期到來之前，快要成熟的卵泡會持續分泌雌激素，直到即將排卵時，血液中的雌激素會上升到高峰。累積到足量的雌激素後會

刺激腦下垂體，使它在短時間內大量分泌黃體生長激素（LH），也就是所謂的「黃體生長激素分泌激發」（LH-surge）。

大量的黃體生長激素會觸發排卵現象，使發育成熟的卵泡排出卵子，完成所謂的排卵。一般來說，排出卵子的現象會發生在「黃體生長激素分泌激發」之後的 24 至 36 小時，而我們平常用的排卵試紙，其實就是在追蹤黃體生長激素的濃度變化。

當排卵試紙上的兩條線顏色濃度相同、達到深色反應時，便可能觸發排出卵子的開關，於是在之後的 24 至 36 小時之間，就有可能發生排卵現象，但並不是每次按下開關（排卵試紙深色反應），就一定會有卵子被排出，舉例來說：多囊性卵巢患者常態性 LH 濃度偏高，因此經常檢驗到雙線反應，實際上卵泡尚未成熟而無法排出卵子。

排卵試紙是在檢測有無排卵嗎？

排卵試紙不是檢測「排卵」這個事件本身，而是在追蹤黃體生長激素，即 LH 訊號的濃度變化。正如前文所提到，LH 訊號會在即將排卵之前發生濃度急遽上升的情形，因此使用試紙是指可以抓到 LH 分泌濃度最大的那一天，同時在檢測到明顯 LH 強陽反應之後的 12 至 36 小時內，卵巢可能排出卵子。

但有時檢測到 LH 訊號反應也不代表百分百會排出卵子，有時會出現：卵泡萎縮（空包彈）、卵泡不夠成熟、LH 濃度沒有達到觸發門檻、各種藥物影響、身體狀態異常或疾病、多囊性卵巢、卵巢反應問題等各種情形。

因此，**排卵試紙只能當作是檢測「最有可能即將發生排卵的時間點」，而不是「確認一定會排出卵子」**，通常備孕的最佳行房時間，也是建議在檢測到明顯雙線陽性反應的當天、隔日與再隔日，在排出卵子之前讓精蟲先進去待命，會有更高受孕機率。

卵巢黃體期（子宮內膜階段：分泌期）

排卵之後原本的卵泡組織在黃體生成激素（LH）的作用下會轉變為黃體狀態（Corpus Luteum），「黃體」的主要功能是製造大量的黃體素和雌激素，以幫助子宮內膜進入「分泌期狀態」，分泌期的子宮內膜會在黃體素與雌激素的刺激之下，開始具有受精著床的能力，內膜厚度也會快速增加（大於 1 公分）。

過了排卵期幾天之後，如果沒有發生著床受孕，黃體就會在排卵後的 7 到 8 天開始逐漸萎縮，由黃體所分泌的黃體素和雌激素也會開始減少。

當子宮內膜失去上述兩種荷爾蒙的支持時，便開始進入萎縮、剝落的階段，也就是月經報到，血液與剝落的子宮內膜混合物會從陰道排出，大約在月經週期的第 14 天形成經血，同時間卵巢也會開始重新回到濾泡期，啟動下一次的卵泡篩選與生長成熟。

臨床上，有些患者的月經行經天數過多，導致月經出血超過 7 天以上，或是持續出血收不乾淨，這部分的原因可能與黃體萎縮不全、卵泡啟動生長時間過慢有關，另外也可能是子宮長東西（子宮肌瘤、肌腺症、內膜瘜肉等）。

反之，如果出現月經週期過短、行經頻繁、一個月來兩次月經之類的情況，則有可能是「因為沒有排卵，而發生子宮內膜鬆動剝落的無排卵性出血」，又或者是排卵功能失調造成月經週期縮短現象。

下方圖 1-5，是「卵巢排卵與子宮內膜剝落形成月經」之間的時間關係。首先，我們要知道卵巢跟子宮是分開運作的時間軸，因此可以理解成「卵巢的運作主導著子宮內膜的變化」。當內膜剝落、月經出血之後，這也同時意味著卵巢上一個週期的黃體組織已經萎縮，開始新一輪的「召喚卵泡生長」，當卵泡成熟之後排出卵子，而後卵泡轉變成黃體組織開始產生黃體素，子宮內膜便進入增厚黃體期，到了黃體組織的萎縮階段，則又再次形成月經出血，如此周而復始。

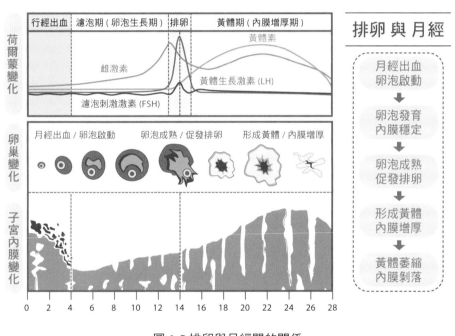

圖 1-5 排卵與月經間的關係

4

想養好卵子，
卵泡的品質很重要

　　無論是月經狀態穩定或是希望能順利懷孕，皆脫離不了卵泡與卵子的品質。因此我們所追求的，是在成熟過程中的卵泡狀態好，同時排出的卵子品質佳。卵泡與卵子的品質，與卵泡成熟階段到發生排卵一路上的過程都息息相關。

　　那麼究竟「一顆好的卵子」，最關鍵的養成時間大約需要多久呢？答案是至少 3 個月。因此無論中西醫都常說「養卵 3 個月」。但是，女性不是每個月會有新的卵子排出嗎？究竟為什麼養卵需要 3 個月呢？接下來就為大家詳細講解。

　　首先我們要先弄清楚「卵泡跟卵子之間的關係」。卵泡並不等於卵子，它們像是「一顆大球包著小球」的關係，卵泡指的是卵巢內的細胞組織團，卵泡是由中心的卵母細胞（未來的卵子）與周邊圍繞的卵泡細胞（顆粒細胞與鞘細胞，負責產生荷爾蒙）所形成。

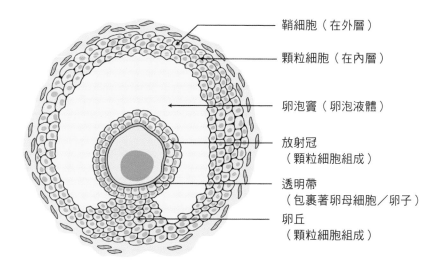

成熟卵泡（格拉夫卵泡）

鞘細胞（在外層）

顆粒細胞（在內層）

卵泡竇（卵泡液體）

放射冠
（顆粒細胞組成）

透明帶
（包裹著卵母細胞／卵子）

卵丘
（顆粒細胞組成）

圖 1-6 成熟卵泡的結構

　　隨著卵泡的發育，意味著卵泡中的卵細胞也同步逐漸開始產生變化，而卵泡之所以重要，是因為卵泡組織能夠調控供給卵子的營養與荷爾蒙，**卵泡品質不好、發育不佳，就會間接影響卵子的品質，因此想要養好卵子需要先從養好卵泡做起。**

卵泡大約分五階段發育

　　一般而言，我們會把卵泡的發育過程分成五個階段：原始卵泡、初級卵泡、次級卵泡、三級卵泡和成熟卵泡（見圖 1-7）。

　　原始卵泡（Primordial follicle）體積小、數量多，是卵巢中最早期

的卵泡型態，每個原始卵泡內部都包含一個原始卵母細胞（oocyte），即未來的卵子。

　　原始卵泡在出生時就已經存在於卵巢中，它們長時間處在休眠的狀態停滯，未來隨著卵泡募集（Follicular Recruitment）逐漸進入發育狀態，同時原始卵泡的總數量不會增加只會減少，因此可以說它們的數量就是卵巢中卵泡的真正庫存量。

　　它們對於濾泡刺激激素（FSH）、黃體生長激素（LH）這些荷爾蒙都沒有直接反應，因此不會被荷爾蒙直接刺激而長大，而是有自然啟動或自然萎縮的特定規則性。

　　當人體的原始卵泡因為特定因素，而無法再被喚醒募集進入發育狀態（如：庫存原始卵泡接近耗竭），便是所謂的停經或絕經（Menopause），當不到 40 歲的年輕女性發生完全停經現象，便稱為「早發性卵巢功能衰退」（Premature Ovarian Failure，簡稱 POF）。

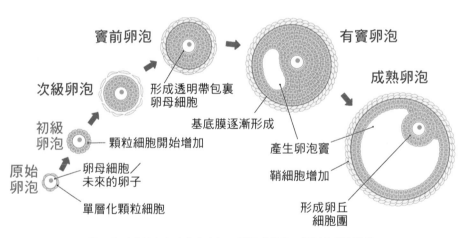

從次級卵泡到成熟卵泡（藍字處），即是「養卵 3 個月的卵泡階段」。

圖 1-7 卵泡的發育階段

初級卵泡（Primary follicle），是指原始卵泡受到卵泡募集之後，正式進入生長週期的第一個階段，卵泡型態開始變大，同時卵泡外層的顆粒細胞也逐漸變大，並且在卵泡內部出現一層名叫透明帶的結構包裹住卵母細胞（未來的卵子），從初級卵泡到三級卵泡，都會產生 AMH（抗穆勒氏管荷爾蒙），也因此抽血檢驗 AMH 數值可以大略推斷這些階段下的卵泡數量多寡。

次級卵泡（Secondary follicle），是初級卵泡發育的下一個階段，在這個階段的卵泡各種細胞數量都有明顯增加，同時開始對腦下垂體荷爾蒙（FSH、LH）的刺激產生反應而發育，我們常說的養卵 3 個月，其實就是從這個階段的卵泡開始計算。

三級卵泡（Tertiary follicle）與之後階段的卵泡也統稱為「有竇卵泡（Antral follicle）」，竇（Antral）是卵泡中的一個空腔結構，又可以作為分類卵泡階段的重要依據，從這個階段開始，卵泡會對於荷爾蒙產生更明顯的反應而加速生長。也從此開始進入卵泡發育的最終淘汰賽階段，在醫學上我們會用 AFC（Antral follicle count，竇卵泡計數）來表達這個階段卵泡的數量。

這些竇卵泡會受到濾泡刺激激素（FSH）的刺激而發育 （FSH-dependence），也就是會被體內腦下垂體自然分泌的 FSH、部分中草藥物、口服排卵藥或是排卵針所刺激誘導，開始逐漸長大成熟，每個月經週期中的「濾泡期」（月經出血起算至排卵日），指的就是竇卵泡的最終成熟階段。

到了排卵前倒數幾天、卵泡發育的最後階段，則是形成所謂的成熟卵泡（Mature follicle），也稱為格拉夫卵泡（Graafian follicle），成熟卵泡具有更大型的卵泡囊腔（Antral），在這個階段的卵泡會製

造大量的雌激素，當雌激素累積到一定程度，就會回饋腦下垂體誘發 LH 大量分泌現象（LH-Surge），以刺激卵泡破裂而排出卵子。

一個卵泡如果從原始卵泡啟動開始計算，直到最終形成可以排卵的成熟卵泡，需要超過 150 天以上的時間。而如果是從可以受到荷爾蒙刺激的次級卵泡階段開始計算，則需要約 3 個月的時間。

從卵泡開始發育時，就是養卵的開始

我們所謂的「養卵階段」，是從可以對於荷爾蒙有明顯反應的「次級卵泡階段」開始計算。根據研究，這樣的時間過程大約是 85 天，也就是接近 3 個月的週期，這其中包含了卵泡發展所經歷的三個主要階段：卵泡募集（Follicular Recruitment）、卵泡篩選（Follicular Selection）和卵泡優勢化（Follicular Dominance），而發生的時間點與過程如下說明：

卵泡募集（Follicular Recruitment）

時間點：這裡的卵泡募集指的是週期性募集，從預計排卵日之前的 80 至 90 天前開始進行。

過程：週期性募集等於是卵泡發育淘汰賽的預選賽，從次級卵泡階段開始進入預選，多數的卵泡最終會退化並消失，僅有少部分能夠成長到竇狀卵泡階段，才有資格進入下一個階段的淘汰賽。

卵泡篩選（Follicular Selection）

時間點：大約在月經週期的第 5 至 7 天（濾泡期），發育成竇卵泡階段才能參與。

過程：卵泡篩選可以視為正式進入卵泡發育淘汰賽，在募集完成的竇卵泡之中，對於濾泡刺激激素（FSH）更敏感、生長反應更良好的卵泡群，能夠在競爭中勝出而持續的長大，剩餘的劣勢卵泡群則會萎縮，形成卵泡閉鎖而消失。

卵泡優勢化（Follicular Dominance）

時間點：發生在月經週期的第 8 至 14 天，接近排卵期的前幾天。

過程：這個階段已經是卵泡發育淘汰賽的賽末點，通常只有少數對荷爾蒙反應最敏感的卵泡能成為優勢卵泡，繼續成長並最終達到排卵的準備狀態，優勢卵泡會產生較多的雌激素，抑制其他卵泡的發育，並促使自身繼續成長，最終優先成熟的卵泡則會排出卵子。

簡單總結，在上述三個階段的過程中，人體會藉由卵泡對於荷爾蒙的反應差異來進行不斷淘汰、篩選卵泡的行為。對荷爾蒙（FSH）反應好的卵泡，得以生長進入下一個階段，反應不佳的其他卵泡則被淘汰，形成卵泡閉鎖（Atresia），逐漸萎縮消失。重複進行幾輪之後，每一次淘汰剩下的優勢卵泡群也越來越成熟，如此再進行下一次的篩選，直到最後僅會剩下極少數的卵泡得以走到成熟卵泡的階段。

這有點像是一個班級的學生進行一次次的循環淘汰考試，每一次的考試會刷掉幾個不及格的學生（卵泡萎縮），剩下的學生則再一次進入下一輪的考試（優勢化），直到選出優勝者（長最好的優勢卵泡被刺激發生排卵），而在使用藥物的情況下，則可能會有同分優勝者（排卵超過一顆卵子）。

我們在進行的 3 個月養卵過程，其實就是藉由調整身體狀態與內分泌，進而改變卵泡發育的汰選過程，讓整個「卵泡淘汰賽」辦得更好、參賽者品質更優良，最終誕生出更棒的冠軍（成熟卵泡）。

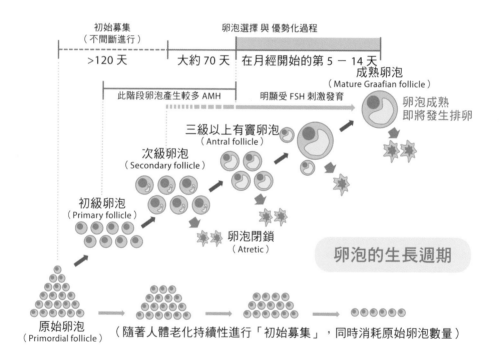

圖 1-8 卵泡的生長週期

並非所有卵泡都能成熟，也可能暫停或萎縮

正常情況來說，卵泡如果順利走完成熟的過程，便會發生排卵現象，然而有一些狀況會導致淘汰賽中斷，使卵泡發育陷入暫停狀態或是卵泡萎縮，也就是所謂「排卵功能失調」，太嚴重時可能會形成所謂的「多囊性卵巢」問題。

又或者當人體發生一些狀況（壓力過大、重大疾病、慢性發炎、卵巢異常等）時，則可能導致進入下一個階段的卵泡變少、同時加速卵泡閉鎖，最終發生卵泡庫存加速減少的情況。

同時，如果在卵泡發育期間，身體的內分泌發生異常，都有可能干預卵泡生長篩選的過程，導致最終的排卵品質不良。也正因此，「養卵」指的是「照顧好卵泡開始發育到排出卵子的過程」，是否有做好養卵工作，就是讓卵泡順利成長、最終讓良好卵子排出的關鍵。

5

正常月經的定義？
不正常的月經如何判斷？

　　如果沒有備孕的需求，在婦產科看診時醫師可能都會說「月經有來就好」，其他像是量多量少、有沒有經痛、是否有血塊、有無其他不適症狀等等，通常不會特別在意。

　　但是如果是到針對備孕治療的門診，則可能會得到對於月經狀態完全不同的重視程度，這是因為**月經是否正常規律，背後所代表的其實是排卵功能是否有正常運作，以及子宮是否具有良好的受孕條件**，有時候我們可以從月經狀態的明顯變化，來找出其背後可能隱藏的排卵功能及子宮環境問題。

　　什麼是正常的月經呢？正常的月經可以從下列三件事來觀察，包括：

① 月經是否規律準時

　　理想正常的排卵月經，應該落在 28 至 30 天左右，以排卵期作

為分界，排卵前的濾泡期應有 14 至 16 天，排卵後的黃體期應有 12 至 16 天。當月經週期發生變化，表示有很大的機率與排卵失調有關係，例如：月經週期過長，可能是卵泡生長速度太慢與延後排卵的問題；月經週期過短則可能是排卵提前、卵泡消耗加速，有卵巢早衰的風險，又或者是排卵後的黃體功能不足，因此子宮內膜提前剝落。

② 月經血量是否充足

一個經過正常排卵後產生的月經，由於有雌激素與黃體素的刺激增厚，內膜厚度充足，因此剝落形成的月經，其血量、血塊都會較為明顯。有些人月經量很少，只有咖啡色、粉色出血，缺少血塊組織，出血一至兩天就消失，或是滴滴答答的少量點狀出血，這些症狀反映的是「內膜增厚不完整」的情況。

這類經血量甚少的月經，大多數情況是屬於「無排卵的功能失調性子宮出血」（Dysfunctional Uterine Bleeding，簡稱 DUB）。

③ 基礎體溫是否雙相

基礎體溫（BBT）是指女性經過 6 到 8 小時的完整睡眠後，在尚未進行活動之前，醒來後所量測的體溫。顧名思義，是測量人體一天之中尚未有活動行為的最低體溫。一般來說，我們可以藉由測量基礎體溫，來了解自己是否處於排卵期，或是否已發生排卵現象。

即將排卵之前，體溫會降至最低，排卵後體溫會升高至少 0.4 至 0.6 度，而當月經來時，體溫將下降至相對低值。**排卵前在低溫，排**

卵後在高溫，這就是所謂的雙相體溫。排卵發生之後，身體會開始製造黃體素，而黃體素會讓體溫維持在相對高溫，因此如果有可見明顯的雙相體溫，即可反證得知較有可能發生排卵現象（見圖 1-9）。

　　排卵前的體溫穩定在低溫區，同時隨著卵泡生長而呈現逐漸向下趨勢，如果有發生排卵，因為黃體素的作用，排卵後會發現基礎體溫開始明顯上升，大約 2 至 3 日內會上升進入高溫區（大於 36.6 度），同時高溫能夠穩定 12 至 14 日。

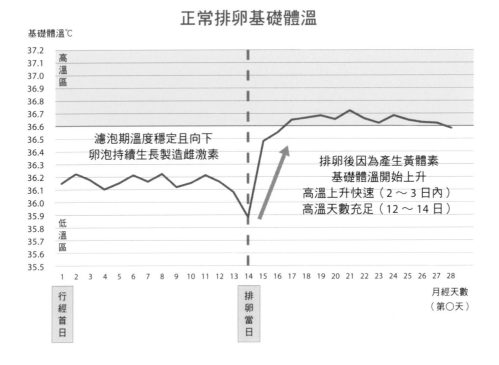

圖 1-9 正常排卵的基礎體溫示意圖

如何觀測「基礎體溫」？

我們通常會建議有備孕需求，或是想了解自己的月經與排卵週期是否正常的女性患者，可以透過量測基礎體溫（Basal Body Temperature）來作為參考依據。以下是關於正確觀測基礎體溫的五大重點：

① **一定要使用「量測基礎體溫專用溫度計」**
專用溫度計的準確性較高、量測單位較精密、監測時間較長，主要量測「剛起床未活動前的靜態體溫」，以測量 3 至 5 分鐘的舌下溫度較為精準，各大藥局、網路通路都可以買到。

② **找一個易讀的手機 APP 來做記錄**
手機 APP 至少需要能夠跑出「基礎體溫的連續變化曲線圖」，每一個最小溫度的記錄單位是 0.01 度，藉由觀察 1 個月內每一天的體溫連續變化，我們可以抓到排卵時間點與狀態。

③ **固定每日的睡眠與量測時間**
建議睡眠要充足（至少 6 至 8 小時），睡眠過短或過長，基礎體溫都會不準確。

④ **量測基礎體溫的時間，落差不可超過 1 小時**
例如：固定早上 7 點量測，則最好介於 6 點至 8 點之間，同時因為活動會造成體溫改變，因此不可以起床活動後想到再補量，假日若要補眠可以訂鬧鐘起床，量完體溫再回去睡。

⑤ **一張開眼睛就先測量**
不可以下床活動、上廁所、喝水，這些都會造成基礎體溫不準確，基礎體

溫顧名思義就是「人體剛起床、靜態尚未活動的基礎生理體溫」。

有排卵的基礎體溫，從月經出血到發生排卵之前的這段濾泡期，基礎體溫會呈現低溫狀態，而發生排卵之後，卵巢開始產生黃體素，會讓基礎體溫持續性上升而進入高溫期，高溫期的溫度大約會比低溫期高上 0.4 至 0.6 度，量測一整個月的週期會看到「明顯從低溫變成高溫的雙相變化」。

反之，當明顯沒有排卵時，基礎體溫則無法呈現「明顯高低雙相」，這是因為沒有排卵就沒辦法產生穩定足量的黃體素，因此體溫起起落落，呈現鋸齒型變化。有這種情況的患者，可能不會有規律月經，又或是只有不規則的無排卵性出血。

觀測體溫變化，可幫助醫師精準用藥

臨床上，我們在分析了解之後，會為患者搭配中藥療程，不同階段使用不同的中藥物介入治療，幫助改善每次的排卵狀態。對於醫師來說，基礎體溫有兩大價值：①觀察判斷患者的體質、排卵品質、排卵時間；②回測對照過去體溫週期，藉由藥物輔助改善，並修正抓住最佳受孕時機點。因此，願意配合量測基礎體溫的患者，在療程上也會比較容易進步。

基礎體溫因為是量測早晨剛起床、未活動的靜態生理體溫，如果患者前一天的睡眠狀態嚴重不良，或有感冒、身體發炎、卵巢功能嚴重不良，基礎體溫便會失真而不準確。因此在量測體溫時，要放寬心不要太受量測結果影響，另一方面也建議在接近排卵日前幾日，可到婦產科配合超音波追蹤卵泡與內膜狀態，方能更容易抓住好孕時機。

什麼是不正常的月經？週期變亂、出血量不穩定等都算

看完上述的討論可得知，需有規律的排卵再加上子宮內膜正常生長增厚，才能形成正常的月經。那麼不正常的月經又是什麼呢？主要泛指不是正常排卵後子宮內膜增厚代謝的陰道出血現象，其中包含「結構性的問題」與「功能性的問題」。

以結構性的問題來說，可能原因包含了常見的子宮瘜肉、手術後疤痕處增生、子宮肌腺症、子宮肌瘤、子宮內膜癌等惡性增生、子宮構造異常等等。有這些情況的患者可能會有正常的排卵功能，但是主要的問題在於子宮。然而這些情形通常較為少見，或是容易明確診斷，能直接藉由超音波、電腦斷層、組織切片來找出確切的原因，治療上來說，大多以外科手術為主流，因此不在本書主要的討論範圍。

通常女性朋友比較關心與常遇到的狀況，大部分是屬於在診所或許無法立刻找出原因，但婦產科醫師卻總是直接給予黃體素或避孕藥來進行止血的「子宮功能性失調出血問題」。這類情況容易讓人困擾，許多人可能在服用黃體素之後，當下確實止血了，但是當停藥後又開始發生不規則出血現象，好像沒有達到根本治療改善的作用。

那麼什麼是「子宮功能性失調出血問題」呢？子宮功能性失調出血問題之所以會發生，其實就是在於前文介紹的「下視丘－腦下垂體－卵巢軸」在荷爾蒙訊號傳遞的過程中出現一些問題，導致卵巢最終無法完成正常的排卵現象，可能是「無排卵」也可能是「有排卵但狀態不佳」，因此子宮內膜的生長增厚狀態不穩定、在非預期的情況下出現剝落出血。

「下視丘－腦下垂體－卵巢軸」會被干擾影響的因素有非常多

種，像是：長期壓力、情緒起伏、環境影響、嚴重感染與疾病、營養不良、熱量消耗過大、嚴重貧血、各種內分泌失調、作息睡眠失調等，都可能造成影響，關於更詳細的月經失調分析，我們會在第三章做說明。

這類的子宮功能性失調出血問題，如果不是太嚴重的情況下，確實使用「黃體素、避孕藥」之類的荷爾蒙藥物，可以達到快速讓子宮內膜穩定下來的效果，進而止血。但是如果是比較長期性、嚴重的原因導致排卵功能長期失調，那麼就需要找到根本原因治療，否則就會發現出血停止後沒幾天，又開始出血的情況。

另外，就算是內分泌都十分正常的女性來說，在青春期與更年期前，也有可能出現子宮功能性失調出血問題，而這是屬於正常的卵巢生理現象。

青春期時，從下視丘到卵巢之間的荷爾蒙訊號屬於剛開始建立，還不穩定的狀態。因此很多女性發現初經來了之後，月經可能不會馬上就變得很規律，可能會有斷續出血，或是 2 至 3 個月才來一次的情況發生。

但是這樣的狀態不能拖太久，正常情況下，初經開始之後大約會在 1 至 2 年內會逐漸穩定，變成規律的正常月經。相對的，如果在這一兩年間發現自己的月經明顯異常，像是：2、3 個月以上都沒有月經、持續出血不停，或是沒有逐漸穩定的傾向，就需要特別注意，或許有其他較嚴重造成排卵失調的原因，甚至可能促成未來逐漸形成多囊性卵巢的問題。

更年期前的月經失調則是另外一種情形，主要是因為女性在這個階段時，卵巢內的卵泡已經越來越少，卵巢可能會出現排卵反應不良

或是加速排卵的現象，因此會間歇性的出現排卵問題。月經變成不是每個月都正常出現，一個月來兩三次、好幾個月才來一次、滴滴答答少量出血，這些其實都是逐漸步入更年期的正常過渡期狀態。

如果覺得困擾，可以選擇使用中藥或西藥進行調經治療，讓其狀態相對穩定些。

最嚴重的月經失調，是月經一直不來

以醫學的角度來說，月經失調最怕一種情形，就是在確認沒有懷孕的情況下月經卻一直不來，如此便有可能發生「子宮內膜異常增生」的情況。

大家可能會疑惑，子宮內膜不是本來就會變厚嗎？那為什麼會有異常增生這種說法呢？首先我們要知道，子宮內膜組織會受到「雌激素」與「黃體素」這兩種荷爾蒙的刺激造成生長。

在月經出血之後到排卵期前的 10 天過程，卵巢只會產生雌激素，因此在發生排卵現象之前的這個階段，子宮內膜只能接受到雌激素的刺激滋養而開始增加厚度。

在排卵發生之後，卵巢才會開始製造大量的黃體素，這個階段的黃體素會讓子宮內膜組織產生型態上的變化，包括血管增加、血液流通性增加，使之變化成容易著床的狀態。而在此之後，如果沒有發生著床受孕現象，使卵巢黃體萎縮、黃體素開始減少，子宮內膜因此沒辦法支撐維持狀態，便會剝落形成月經。

臨床上我們如果注意到月經長時間沒出現，就表示「可能長時間沒有發生排卵現象」，當沒有發生排卵現象，卵巢就無法產生黃體素

來讓子宮內膜發生轉化，這種狀態下的子宮內膜僅受到雌激素的刺激而增厚，這也正是我們最擔心的情況。

當子宮內膜組織長時間的接觸雌激素、累積的刺激量到一定程度，便有機率發生增生問題（Hyperplasia）。增生情形有三大類，包括：囊狀增生、腺型增生、非典型增生，**我們只需要知道其中的「非典型增生」，有較高的機率可能會進一步的出現癌變現象，也就形成所謂的「子宮內膜癌」。**

因此在預防異常增生的方式，就是要讓子宮內膜適當的接觸到黃體素，發生轉化與代謝，以免出現異常病變。不過，黃體素要怎麼來呢？一般來說可以分成「自生性黃體素」與「外給性黃體素」。

自生性黃體素，顧名思義就是「讓患者自己產生黃體素」，自生性黃體素是排卵後才會產生，因此我們需要先恢復正常排卵功能，才能產生足夠的黃體素，讓子宮內膜回歸正常的月經週期。像是服用中藥調經、西醫開立排卵藥、打排卵針等，都是幫助恢復排卵功能的方式。

上述方式因為是先從排卵做起，療程的治療時間較長，不是一服藥月經就會立刻出現，通常是服藥一至兩週之後發生排卵現象，再過一至兩週才會出現排卵性月經。如果是嚴重的排卵失調問題，像是多囊性卵巢、已經多年沒有月經的情況，就需要更長的時間讓身體逐漸恢復排卵功能，整個療程可能需要幾週到幾個月的時間。

至於外給性黃體素，則是藉由藥物的方式「直接給予黃體素」，來讓子宮內膜增厚轉化、形成藥物月經，像是：避孕藥、催經針、催經藥，都是藉由給予黃體素來達到被動增厚內膜、催經行經的效果。因為是直接給予黃體素，通常在用藥停止後幾日，子宮內膜就會在缺

乏供給黃體素的狀態下萎縮剝落、形成藥物性月經。

要注意的是，**如果開始服藥時的子宮內膜太薄，或是黃體素的給藥劑量不足，子宮內膜就不一定能增厚與剝落**，這也是為什麼有些人會說「我都吃催經藥了，怎麼月經還是不會來」的緣故。

自生性黃體素

外給性黃體素

藉由外力幫助讓身體恢復正常排卵，卵巢排卵後產生黃體素、形成月經。

完全依賴從藥物中給予黃體素，直接增厚內膜以形成藥物月經。

中藥調經、排卵針、排卵藥

避孕藥、催經針、催經藥、延經藥

TIP

罹患子宮內膜癌，可能和這些因素有關

子宮內膜癌是因為子宮內膜組織異常增生後發生細胞癌變，是台灣女性癌症發生率的第十名。一般認為，超過五十歲的高齡異常出血、子宮內膜增生、長期補充雌激素、長時間肥胖、使用乳癌用藥「泰莫西芬」治療等，可能是致病原因，其他像是沒有生育的婦女、太晚停經、長時間無排卵等，也需特別小心。如果及早發現和治療，治癒率極高。

6

還有哪些內分泌系統，
也會影響月經？

　　除了前文提到的「下視丘－腦下垂體－卵巢軸」訊號傳遞之外，我們最常需要關注且常見的幾個內分泌系統，也可能會造成月經失調問題，包括：甲狀腺激素、腎上腺皮質激素、泌乳激素、胰島素、生理時鐘。接下來，就分別來說明這些內分泌系統的含義。

甲狀腺激素

　　甲狀腺激素是一種非常重要的荷爾蒙，主要掌管新陳代謝。因為它參與了體內所有細胞的新陳代謝作用，因此與腦部發育、調控心跳、體溫、神經系統功能、肌肉強度、體脂體重、女性排卵與月經等均有關。以結論來說，甲狀腺激素的分泌過多，稱之為「甲狀腺機能亢進」；甲狀腺激素的分泌過少，則稱為「甲狀腺機能低下」。

　　當甲狀腺激素不足時，外顯上的症狀可能觀察到容易疲累、嗜

睡、沒有精神、反應遲鈍、怕冷、情緒低落、憂鬱、體重上升變胖等症狀。**當女性出現甲狀腺機能低下時，常合併泌乳激素上升的情況，導致卵泡發育不良、排卵不準時，因此出現月經異常或是不孕與流產的情況。**

腎上腺皮質激素

這裡指的不是大家常聽到，即身體用來應變緊急狀態、戰鬥狀態的「腎上腺素」（Epinephrine），而是指腎上腺皮質所製造的「腎上腺皮質醇」（Cortisol）。

腎上腺皮質醇在應付壓力中扮演重要角色，故又被稱為「壓力荷爾蒙」。當長時間處於高壓狀態，或出現腦部腫瘤、腎上腺腫瘤時，都可能造成皮質醇分泌異常的情形。輕度的皮質醇過高，可能是長時間的高度情緒壓力所致，嚴重時則可能是所謂的「庫欣氏症」。庫欣氏症大部分來自於長時間服用高濃度類固醇藥物，或出現腦下垂體腺瘤、腎上腺皮質增生等幾種情況下，另外也有一些罕見的遺傳疾病可能導致。

當皮質醇過高時，女性的排卵功能便有可能受到干擾影響，同時出現各種身體症狀，包括：高血壓、中心性肥胖（大肚子卻手腳細）、類似妊娠紋的皮膚擴張紋路、月亮臉（臉部又圓又紅）、水牛肩（肩部有明顯腫塊隆起）、肌肉無力、骨質疏鬆、粉刺、皮膚脆弱變薄。因為也常出現四肢軀幹毛髮增加、落髮等情況，這部分與雄性激素過高的「多囊性卵巢症候群」會有類似表現，因此臨床經常需要抽血來進行鑑別診斷。

泌乳激素

泌乳激素是腦下垂體前葉、泌乳素細胞所產生的一種內分泌荷爾蒙，最主要的生理功能是促進乳腺分泌乳汁。若是與月經相關問題來說，「高泌乳激素血症」是造成女性月經失調、不易受孕的常見原因之一。

高泌乳激素造成月經失調的原因，主要是泌乳激素過高會干擾排卵功能，造成排卵功能失調、月經不規律，進而導致不孕。造成泌乳激素上升的原因主要有：身心壓力、睡眠不足、運動過量、乳腺刺激、身心科藥物影響、甲狀腺功能不足、慢性肝腎疾病、腦下垂體腫瘤增生。

一般來說，泌乳激素輕微上升（約 40 至 80ng/ml），其實較為常見，大部分的情況是因身心壓力、生活作息影響造成，通常可能觀察到的症狀包括月經晚來、月經量減少等常見的月經失調現象。

當泌乳激素出現中度以上的上升（約 80 至 150 ng/ml），則可能開始有更嚴重的排卵失調問題，患者同時也可能會合併有甲狀腺機能不足的情況，另有一部分的人可能是因為腦下垂體腫瘤所導致，建議要做更進一步的檢查。

若泌乳激素出現嚴重過高情形（大於 200ng/ml），則有較高機率是因為腦下垂體有增生腫瘤造成壓迫，導致泌乳激素持續被刺激釋放，變成嚴重的高泌乳激素血症。另外，有一部分高泌乳激素者會觀察到「乳漏」症狀，即在非懷孕或產後狀態下，乳房卻分泌乳汁的情況。當乳漏發生時，有非常高的機率會伴隨高泌乳激素血症。

胰島素

胰島素的主要功能是平衡血糖、儲存熱量、幫助肌肉與脂肪生長。但是同時，胰島素的分泌與濃度，也會間接影響月經的穩定性。當人體持續分泌過多的胰島素，產生所謂的「高胰島素血症」，或稱為「胰島素阻抗現象」，便可能會開始對女性的月經產生影響。

胰島素的主要功能是當身體的血糖上升時，能適當的分泌，讓血液中的糖分可以轉化成脂肪與肝醣儲存起來。我們可以想成胰島素是一個守門人，當食物進到身體、血糖上升，其便幫忙打開儲存到脂肪與肌肉的房間。

若一下子攝取太高的熱量，胰島素便會大量分泌，來處理這些過多的血糖，又或者當脂肪已經儲存太滿，胰島素同樣也會加速分泌，想辦法幫多餘的血糖找出空間塞進去。當一個人持續維持高熱量飲食習慣，又或者是長期處於過度肥胖的狀態下，身體便會形成持續分泌較多胰島素的狀態，如此便有可能促使「胰島素阻抗現象」的發生。

除了肥胖與飲食習慣，胰島素阻抗與先天遺傳體質、日常活動及運動量也有關係。當女性有胰島素阻抗問題，再加上雄性激素分泌異常的狀態下，便有可能產生嚴重排卵失調情形，進而形成多囊性卵巢問題。**然而並非所有的胰島素阻抗體質都會出現月經問題，也有許多女性糖尿病患者的月經是十分規律的。**

生理時鐘

生理時鐘（physiological clock），同時也稱為晝夜節律（circadian rhythm），雖然不是指特定某一種荷爾蒙的運作，但可以說它是人體所有內分泌系統都具備的一種特性，指的是人體各種內分泌與生理現象會依循著不同的生理時間點而產生變化，簡而言之就是「一整天內分泌及生理功能的時間規則性」。

就如同一般的時鐘一樣，生理時鐘是需要校準的，而校準的方法就是利用「光線刺激」。當人體連續一段時間照射到一定強度以上的光線，腦部的下視丘視交叉上核（Suprachiasmatic Nucleus，簡稱 SCN）就會讓生理時鐘進行校準，認定現在是在白天時段，讓人體開始進行「白天的生理功能與內分泌運作」；同時如果是連續性充足的夜間睡眠（在全黑環境下連續睡眠數小時），也有助於讓生理時鐘穩定下來，讓人體進行夜晚的內分泌與生理運作。

因此，睡眠時間與曝照光線的時間不穩定，就有可能使生理時鐘發生錯亂，各種內分泌的分泌時間、分泌濃度都會發生變化，進而影響人體生理的正常運作。舉例來說，嚴重缺乏夜間睡眠、分段式睡眠會導致生理時鐘失調，造成調整血糖的胰島素分泌失調，長時間下來會增加糖尿病風險；**女性的排卵功能也會受到生理時鐘影響，這也是為什麼許多日夜輪班的女性會發現自己換班頻繁的那個月，月經比較容易出現失調、提早或延後的情況。**

宮寒並非子宮寒冷，其實是指婦科功能失調

有些備孕患者，可能曾有經驗被中醫師說：「妳有一點宮寒體質，所以可能會不容易受孕喔！」

宮寒，難不成真的是子宮很寒冷，或是溫度很低嗎？

大家常講的「宮寒」，事實上並不是指「子宮摸起來冰冰冷冷，或是子宮溫度比較低」，而是各種婦科功能失調的其中一種體質描述。宮寒相關的概念，在中醫相關文獻紀錄來說，最早是在《金匱要略‧宋本》中，有出現所謂的「溫經湯」，並提及可以用來治療「婦人少腹寒，久不受胎」的情形。

而明朝末年的中醫典籍《濟陰綱目》中的〈求子門‧治宮冷不孕〉篇章中也有所記載：「艾附暖宮丸，治婦人子宮虛冷，帶下白淫，面色萎黃，四肢疼痛，倦怠無力，飲食減少，經脈不調，血無顏色，肚腹時痛，久無子息。」

由此可知，在該典籍中描述的「子宮虛冷」現象，其實包含一系列的身體症狀綜合考慮的體質，而在其他許多中醫古籍中所描述類似於「宮寒」的情況，也都並非是指「具體的子宮溫度低、冰冷」的情況。

多數中醫所使用的情況下，是指「因為排卵功能不良、月經狀態失調，所導致不易受孕」的一種「虛寒性體質」的描述，其他更常被使用的相似體質描述也包含了「氣虛、陽虛、腎虛」等類型。但是難道「宮寒」真的跟「冷」的概念完全沒有關聯嗎？

明末清初的婦科名醫傅青主，對於「接近宮寒概念的其中一種不孕狀況」的描述如下：「婦人有下體冰冷，非火不暖。交感之際，陰中絕無溫熱之氣。人以為天分之薄也，誰知是胞胎寒之極乎！」

這裡描述的下體冰冷感，可能是來自於子宮區域的血液灌流較不足，因此自己覺得冰冰冷冷的，而不等於子宮體溫度下降的直接表現，這就像是手腳冰冷是因為手腳的末梢循環減少，而不是體溫真的變很低。他認為當患者有自覺下體、下腹區域冰冷感的情況，可能就會造成不孕的情形。

「幫助子宮血液循環」及「改善排卵功能」，才是完整的暖宮治療

關於「自覺下體、下腹區域冰冷感可能會導致不易受孕」的情形，在現代醫學中其實被驗證了部分理論，即「子宮動脈血液灌流量不足（類似中醫古籍描述的宮寒現象），確實可能會影響懷孕機率」。

有篇研究找了 153 名進行三次試管嬰兒療程都失敗的患者，在接近排卵期時測量她們的子宮動脈灌流，發現有 48% 的患者，其子宮動脈血流阻力偏高，表示她們的子宮血液循環不佳。更重要的是，當使用藥物改善患者的子宮血液灌流之後，發現她們的懷孕率有上升的趨勢。也有研究指出，當子宮動脈阻力過高的情況下，試管嬰兒胚胎植入的成功率極低。（該研究原文請見 https://pubmed.ncbi.nlm.nih.gov/3060479/）

近期則有研究是針對「不明原因導致不孕」與「已懷孕生產完畢」，這兩組患者群進行對照比較。發現兩組患者的子宮內膜厚度、荷爾蒙濃度沒有明顯差異，然而「不明原因導致不孕的患者群」在排卵期後的子宮動

脈血流量，確實明顯低於懷孕組的患者，他們因此推測或許是因為血流不足。（該研究原文請見 https://pubmed.ncbi.nlm.nih.gov/29670406/ ）

從這些研究中可以知道，如果我們把「宮寒」一部分的概念理解成子宮的血液循環不好，而不是指子宮體溫度低，這樣解讀「宮寒所致的不孕」情況確實是存在的。

不過，到底哪些原因會影響子宮血液的灌流量變化呢？簡單來說可包含：①患者本身的血液循環、基礎體質；②女性荷爾蒙（雌激素）的濃度高低。

患者本身的血液循環好壞，主要與本身體質、氣血是否充足，以及是否有其他可能長期影響血液循環的問題存在，例如：肥胖患者、睡眠不足、身體虛弱、慢性疾病、缺乏運動等情況，可能會造成影響。

至於雌激素的分泌量，主要與卵巢的排卵功能是否良好有關，當排卵功能嚴重失調時，雌激素容易偏低，長期下來可能會間接造成子宮血液循環不佳。**因此，想要改善「宮寒」，其實也需要調整排卵功能。**

透過補腎溫陽藥材，達到暖宮、益卵目的

另外在許多中醫典籍中，宮寒的概念其實是源自於「衝任虛寒」、「腎氣虛損」的體質名詞。而衝任、腎氣，其實都是古代中醫常用來描述「生殖功能運作狀態」的名詞，代表的是「生殖功能運作不足、生殖系統反應下降」的意思。

這樣的患者可能也有其他所謂「虛寒」症狀，像是可能出現手足冰冷、精神萎靡不振、面色暗沉無光澤、容易感到疲勞、體能下降等生理表現。治療上我們很常使用「補腎溫陽藥材」來強化生殖系統反應，像是肉蓯蓉、巴戟天、仙茅、淫羊藿、肉桂，在對應合適體質下可以幫助卵泡的發育生長。

總結來說，在中醫治療上通常會給予「溫陽、補氣、養血、活血、補腎」類的藥材，去改善「宮寒」的情況。這些類型的藥材組合，通常一方面可以調整患者的基礎體質、改善患者的排卵失調問題，另一方面也對於「改善子宮血液循環」起到幫助的效果，藉此達到「益卵、暖宮、助孕」的目的。

但是我們也要知道，養卵並非只有溫補一途；不易受孕也不是只有宮寒一種體質類型，不同體質造成的排卵失調、卵子品質不良問題，需要的中藥治療方式也有極大的不同。除了溫補之外，清熱、散瘀、去濕、行氣、疏肝，這些不同的中醫治療方針，對應到不同的體質情況下，也都能間接達到「幫助養卵」的目的，這些細節將在之後的篇章中，會有更詳細的實際案例解說。

第二章

關於月經，
原來和你想的不一樣

月經量出現明顯的多寡、頻率變化，

其實都反映著排卵狀態出現了變化，

可能是排卵狀態不良，更甚者是沒有正常排卵。

假設長時間持續觀察到

「月經型態與過去有明顯不同」，

或是有備孕考量的時候，就需要更加謹慎看待月

經量變化的問題，

很多時候並不是月經有來就好。

月經有來就好？
量多、量少重要嗎？

　　女性經常會在意自己的月經量變化，那麼究竟月經量多量少是否重要呢？有些婦產科醫師會說：「月經只有來 3 天？沒關係啦，月經量多量少不重要，有來就好了！」

　　但是如果患者有不孕的情況，到了生殖醫學中心看診，可能又會得到另外的答案：「妳的月經量偏少，可能是排卵品質不好，我們可能要做詳細的檢查才能知道原因。」為什麼同樣是在討論月經量，卻有不同的解讀方式呢？

影響月經量的主要原因

　　首先要知道，月經量反映的是「子宮內膜增厚然後剝落出血」的情況，因此影響月經量的主因包含了幾個部分：

① 是否有正常的排卵

是否有正常排卵過程，通常是最主要影響「月經量」的關鍵。子宮內膜可以受到兩種荷爾蒙的刺激生長，即「雌激素」與「黃體素」。雌激素負責的是排卵期之前的內膜增厚過程，我們稱為內膜增生期（Proliferative phase）。黃體素則主要在排卵後才會開始大量製造，主導排卵後的內膜增厚與型態變化、是生長血管腺體的主要生長階段，我們稱為內膜分泌期（Secretory phase）。

黃體素可以讓子宮內膜組織快速生長並且轉化狀態，同時如果沒有發生著床，接受黃體素刺激生長的內膜組織會快速脫落，形成標準的月經。

在有排卵的情況下，卵巢才會產生大量的黃體素，子宮內膜便受到黃體素的刺激快速增厚；倘若沒有排卵現象，子宮內膜便會處在缺乏黃體素刺激的狀態下緩慢生長。因此有時候月經很久沒來，照超音波的時候會發現「子宮內膜沒有明顯增厚」的情況，這就是由於沒有發生排卵現象、卵巢無法產生足量黃體素讓子宮內膜增厚所導致。

我們可以得出結論，在有發生正常排卵的狀態下，大部分的月經量會正常或偏多；而無排卵或排卵品質不良的月經會呈現量少、點狀出血、不規律出血，但偶爾也會有月經量異常增多的型態。

另外，也可以同時藉由連續量測一個月以上的基礎體溫來做再次驗證，如果基礎體溫有出現明顯「低溫轉變成高溫」的雙相變化，表示該次週期有發生排卵的機率較高；**反之如果體溫起起伏伏、呈現鋸齒形狀、沒有明確的低溫高溫區分界，那麼很可能在量測體溫的那段期間內「沒有發生正常排卵現象」。**

② 經血排出速度如何

有些人會在預計經期的提早幾天就開始有少量出血現象，大家可能會以為是經血排出不順暢，或認為是前一次的月經沒有排乾淨導致，但其實這個現象通常與「黃體功能不足」有關。所謂的黃體功能不足指的是卵巢在排卵後沒辦法產生足量的黃體素，因此子宮內膜增厚不完整，或是增厚的時間不夠久而提早剝落出血，這些多與排卵功能失調有所關聯。

另外有一種情況是，行經前面幾天都表現正常，結果後面斷斷續續少量出血超過 7 至 10 天，呈現一種無法收尾的現象，許多人會誤以為是經血排不乾淨，事實上這很可能也是排卵功能失調的關係。

這類情況我們通常會建議優先排除子宮瘜肉、異常增生、腫瘤等器官結構上異常，而剩下的常見情況則是源自於「排卵功能失調，下一個週期的卵泡啟動生長延遲」，導致在行經之後銜接下一次排卵期的這段期間，卵巢雌激素製造不足，因此子宮內膜處在不穩定狀態下而斷續少量出血。

③ 凝血功能是否正常

凝血功能會影響到經血排出的速度，以及血塊是否存在。凝血時間較快的人，通常排出較緩慢，也會因為血液凝固快而看到比較多的血塊。凝血時間較慢的人，則需要特別注意是否有出血量過大、持續大量出血而無法收尾的情況發生。

月經量過大，常見的原因除了荷爾蒙失調、病變增生之外，大約

有 20 至 30% 的月經過量原因是來自於「凝血功能不正常」。其中包含缺乏特定凝血因子的類血友病、血小板數目或功能異常問題，也可能是服用某些中西藥物造成凝血功能的暫時性下降。

（④ 是否有器質性問題）

簡而言之就是器官本身發生異常、增生、腫瘤、外傷等情形，常見像是：子宮肌瘤、子宮肌腺症、子宮內膜增生、各種腫瘤、子宮手術疤痕組織。這類情況因為影響子宮內膜的增厚代謝，通常會出現經血量大或是點滴出血難以收尾的情形，有些人也會因此出現「非月經期出血」的現象。

月經不是有來就好，量多或量少也要留意

月經量出現明顯的多寡、頻率變化，其實都反映著排卵狀態出現了變化，可能是排卵狀態不良，更甚者是沒有正常排卵。結論來說，短時間暫時性出現月經量變少變多的情況，如果後續幾次的月經已經自然恢復原本狀態，大多可以先做觀察即可。

假設長時間持續觀察到「月經型態與過去有明顯不同」，或是有備孕考量的時候，就需要更加謹慎看待月經量變化的問題，很多時候並不是月經有來就好。月經量的變化往往受到多種因素影響，可輕可重，書上三言兩語沒辦法做到詳盡的解說。當大家實際遇到月經量明顯落差變化時，務必要找合格的中西醫師診斷，評估適合自己的治療方式。

月經血塊多又經痛，
是婦科不好嗎？

　　這個問題也是大家經常出現的疑問，應該可以算是中醫婦科門診最常聽到的問題之一。之所以會有如此疑問，很大一部分原因跟中醫的幾個名詞解釋有聯想空間所致。很多民間訛傳總說：「月經血塊多，就是因為有瘀血在身體裡，表示經血沒有排乾淨，還會讓經痛變嚴重！」

　　聽到這類說法，民眾容易把它跟中醫的「血瘀體質」聯想在一起，這或許是因為中醫常說「氣滯血瘀」、「寒凝血瘀」，很容易讓人直接聯想到「經血血塊」的形象。事實上對中醫來說，「血瘀」是一種更大面向的體質分類，經常用來廣義描述「血液循環不良的各種現象」，大多是被動形成的體質，舉例來說：

- 氣滯血瘀：一般先由氣的運行不暢，然後引起血液的運行瘀滯，是先有氣滯再導致血瘀。

- 氣虛血瘀：指的則是先有氣虛症狀，導致血液循環缺乏動能，因而瘀滯，間接形成血瘀現象。
- 寒凝血瘀：在中醫來說，寒為陰邪其性凝滯，當身體嚴重虛寒時，血液凝澀不行、絡脈阻滯，於是形成寒凝血瘀的現象。

上述的這幾種情況，是否與月經血塊有所關聯呢？接下來的內容就來為大家說明。

經血有血塊，不代表就是「血瘀體質」

我們要先知道，經血的血塊通常包含兩大部分：子宮內膜組織、出血後的血液凝結。子宮內膜組織在剝落的時候，本來就非完全液體狀，而是有點類似果凍碎塊的型態。如果很多個月沒來，發生內膜過度增厚的情況，甚至在剝落時可能看到大片凍膠狀肉塊的樣子。

如果是正常血液凝結塊的型態，通常血塊尺寸較小，但如果形成大於 50 元硬幣的血液凝結塊，同時伴隨大量出血，有可能是凝血功能不良所致。

因此，如果看到大量血塊、尺寸較大的血塊，有時候可能是「內膜過度增生」、「凝血功能失調」導致，而這兩大類情況，並非能夠完全與血瘀體質劃上等號。

舉例來說，內膜過度增生大多與「排卵功能失調」相關，因此病理體質可能包含了「腎虛、脾虛、氣虛、血虛、肝鬱、痰濕、血瘀」眾多類型，確實其中一部分可能與「血瘀」有關，但是並非是全部的原因。

血瘀體質一般用來描述血液循環不良的患者，治療用藥上大多會使用具有補氣、行氣、活血、化瘀等多種藥材組合成藥方使用，像是：溫經湯、少腹逐瘀湯、桂枝茯苓丸等。**特別要注意的是，這類治療血瘀體質的處方，經常同時具有「抗凝血」的效果。**就像前文提到，有些巨大血塊可能是因為凝血功能不良所致，又或者當子宮內膜過度增厚的狀態下，行經當下如果給予過量的活血化瘀藥材，可能反而導致凝血異常患者的月經後段內膜傷口癒合不利、出血點滴難收。

這些情況下如果錯誤使用活血化瘀藥材，可能會導致病情加重，不可不謹慎用藥。因此並非看到血塊，就表示患者有血瘀體質，更不能不辨病就直接投以活血化瘀藥物，**像很多人看到血塊就去中藥房自行配生化湯來吃，其實也是不正確的方式。**

經痛可分為兩種：繼發性及原發性疼痛

有些人同樣會把嚴重經痛問題，跟月經血塊或是血瘀體質劃上等號。事實上，嚴重經痛問題有許多的可能性，一般會分為「繼發性經痛」與「原發性經痛」。前者表示有明確原因導致，包含可見器質性上的問題，像是：子宮肌腺症、子宮肌瘤、巧克力囊腫、子宮體周圍壓迫、子宮內膜過度增生等。

而原發性經痛指的是無明確的病理性疾病造成經痛，常見的經痛多屬於此，主要原因與子宮收縮過度強烈、前列腺素分泌快速、疼痛訊號強化、骨盆腔內壓力增加等等相關，沒辦法藉由超音波發現，屬於功能運作上的失調，這些在體質上通常比較偏向「肝鬱氣滯合併部分血瘀」的情況。

原發性經痛通常發生在月經期的頭兩天，經血與血塊大量排出時，同時伴隨腹部痙攣和下腹疼痛、腰部痠痛感。無論是原發性經痛或是繼發性經痛。其實都不能單純用「血瘀」這個名詞來一言蓋之，多數情況背後有著更複雜的病理成因。

很多人或許會說：「可是我吃了活血化瘀的藥帖，經痛症狀似乎有所改善。」這是因為活血化瘀的藥帖包含許多藥材組合，有些藥帖不只用了活血藥材，其實也合併使用大量疏肝行氣、止痛放鬆的藥材，像是：延胡索、白芍、香附等。這些行氣與活血的藥材需要在特定比例下搭配，才能有效改善經痛問題，倘若比例拿捏不正確，可能造成出血過多，又或是子宮收縮力道加重，經痛問題反而更加嚴重。

而在治療經痛問題之後，我們也不能忽視背後是否隱藏著更嚴重的疾病問題，例如：患者可能有子宮內膜異位的巧克力囊腫，若惡化可能造成卵巢功能衰退，因此持續的追蹤檢查也是十分必要的。

出現經痛與血塊，代表經血排不乾淨？

看完上述幾段內容，大家應該可以知道，無論是經痛或是經血血塊，其實都不是單純的血瘀體質造成，同時也不會有經血排不乾淨的問題。但是有些朋友可能會說：「醫師，我還是有看過月經出血滴滴答答啊？難道這不是排不乾淨嗎？」

有兩種情況比較接近一般人認知「月經排不乾淨」的情形，一種是「正常月經量，但是收尾滴滴答答」，另一種則是「月經量偏少，斷續少量出血」。前者的情況十分常見，大部分的人以為是子宮收縮不良導致，事實上如果不是產婦，也排除異常增生與腫瘤的情況，多

數其實是因為「排卵功能失調」所致。

　　正常的情況來說，月經第 5 至 7 天時，卵巢中的卵泡已經開始發育製造雌激素，而雌激素可以讓子宮內膜重新穩定與生長。當排卵功能失調時，處在濾泡期的卵泡生長速度過慢，導致卵巢無法產生足夠的雌激素，在這個情況下，子宮內膜便無法穩定下來，持續呈現不穩定出血狀態。許多人會誤以為這樣「月經量正常但收尾滴滴答答」的現象是前一次的月經沒有排乾淨，**事實上是下一次的內膜復原生長速度太慢所導致。**

　　至於「月經量偏少，斷續少量出血」，這種情形大多不是正常的排卵性月經，在沒有排卵的情況下，子宮內膜可能會因為生長不良而產生少量出血。這類的斷續少量出血，一般人還以為是自己的經血排不出來，實際上是因為沒排卵、內膜太薄而不穩定的出血。當沒有正常排卵，子宮內膜便接觸不到足夠的黃體素，只有受到雌激素的刺激生長。斷續性的雌激素刺激會導致內膜組織生長增厚不良，或是出現增生、子宮瘜肉，乃至於發生病變，最嚴重甚至會演變成子宮內膜癌，不可不慎。

　　上述提到的兩種情況都比較接近一般人認知的「經血排不出來、排不乾淨」，但是事實上都不是經血殘留的現象，而這兩種情況也都不一定會出現經痛與血塊問題。經痛與血塊反而是由其他因素導致居多，因此這幾種情形其實都不能混為一談。

經血到底是什麼顏色？
深咖啡色代表氣血不好嗎？

　　正常的經血通常會伴隨鮮紅色與深紅色出血、黏稠血液狀態、半凝固血塊組織，這表示是屬於正常的子宮內膜組織代謝剝落，其中混雜著「剝落的內膜組織」與「子宮內壁的傷口出血」。

　　到了月經期快結束的時候，因為能夠剝落的內膜組織已經代謝完全，會開始進入子宮內壁傷口收斂癒合的階段，此時只會看到暗紅色、深咖啡色、黑色的血漬，**如果在這個階段仍然有看到大量的鮮血出現，則屬於不正常出血，表示子宮內膜沒有進入穩定癒合狀態，可能是因為排卵功能失調、子宮肌瘤、肌腺症、子宮瘜肉等，各種功能性或器質性的問題導致。**

　　另外有些人會表示自己的月經一直以來都是只有「深咖啡色少量出血」，又或者是偶爾量多、偶爾又會只有少量出血，這些都代表在「深咖啡色少量經血」的該次月經週期中，可能沒有發生正常的排卵現象。

當排卵功能失調時，子宮內膜便會持續偏薄或生長緩慢，無法藉由「排卵後產生的黃體素」來發生快速的增厚轉化，因此後續無法形成完整的內膜組織剝落代謝現象，此時的「經血」就會偏少、顏色暗深，這代表內膜僅有發生些微不穩定出血現象。

　　如果用中醫的話來說，確實「氣血不足」的情況有可能會導致排卵功能失調，進而發生月經量少的情況。但要知道的是，排卵功能失調背後的體質問題有很多原因，氣血虛弱僅是其中之一，另外還包含了「痰濕瘀阻」、「腎氣不足」、「陰虛火旺」、「肝鬱氣滯」等多項可能的體質原因，因此也不是說看到月經量少、咖啡色出血就使用大量補藥來做治療，有時候可能會導致出血過量、血崩，而難以止血的現象發生。

各種經血型態所代表的意義

經血量、顏色、狀態	可能症狀或代表含義
出血3至5日 足量、紅色、稍有血塊	高機率屬於「正常有排卵」的月經週期。
出血1至2日 量少、褐色、僅有血漬	內膜不穩定出血，為「無排卵性出血」，顏色深暗是因氧化時間較長、經血排出較慢，通常會伴隨月經週期延後或無月經，各種「影響排卵功能」的問題皆有可能導致此現象。
出血1至2日 量少、粉色、僅有血漬	內膜不穩定出血，為「無排卵性出血」，常見於排卵期或兩次經期中間，屬於較快排出的淺表內膜出血。可能與發炎、荷爾蒙刺激、藥物影響、子宮內膜生長狀態不穩定有關。
出血7至9日 量多、紅色、稍有血塊	行經期過長，通常與子宮內膜代謝異常有關，可能有子宮內膜瘜肉、子宮肌瘤、子宮肌腺症、凝血功能異常等問題。
出血7至9日 足量、提前少量褐色出血	行經期過長，同時提早出血，表示黃體期偏短、黃體素不足，通常與排卵功能失調有關，常見於45歲以上的女性，或是卵巢功能衰退的情況（AMH偏低）。
出血10日以上 經期末段出血不止	行經期過長，同時有停不下來的情況，有可能是子宮或卵巢問題。子宮來說，有可能是較嚴重的瘜肉增生、肌瘤、肌腺症；卵巢來說，有可能是嚴重的排卵功能失調，指在一次的行經期後，卵巢沒有順利銜接上下一次的排卵週期，導致子宮內膜無法穩定而持續出血。臨床上建議先進行超音波檢查，確認子宮是否異常，同時可抽驗荷爾蒙檢查排卵功能。

月經規律，
卻不容易懷孕？

「為什麼月經規律，嘗試多次卻始終都沒有懷孕呢？」這是許多夫妻共同的疑問。懷孕其實說難不難，說容易其實也不容易，有許多必需的條件都要達成，才能成功受孕，而月經規律僅僅是其中一個條件而已。有很多容易被大家忽視的問題，其實正是導致不易受孕的關鍵，我們粗列出幾項來說明。

一般來說，在中醫門診中會詢問這個問題的夫妻，大多已在西醫不孕門診排除了一些最常見、明顯的不孕原因，像是：

◉ 女性常見不孕原因
骨盆腔問題：輸卵管阻塞與水腫、骨盆腔發炎與沾黏。
子宮問題：子宮腫瘤、子宮畸形、子宮內膜沾黏異常、子宮內膜異位症、子宮頸狹窄或閉鎖。
卵巢問題：排卵障礙、多囊性卵巢、卵巢腫瘤、卵巢功能衰竭。

內分泌問題：下視丘—腦下垂體—性腺功能異常、高泌乳激素、高雄性激素、黃體功能不足。

性功能問題：性交疼痛、陰道痙攣、性慾低落。

- **男性常見不孕原因**

陰莖問題：尿道上裂下裂、陰莖彎曲。

睪丸問題：精液精蟲異常、隱睪症、睪丸扭曲、睪丸萎縮症、精索靜脈曲張、外傷受損、感染發炎。

輸精管問題：輸精管缺陷、輸精管感染發炎。

內分泌問題：下視丘—腦下垂體—性腺功能異常、高泌乳激素、雄性激素不足。

性功能問題：射精功能失調、逆行性射精、延遲射精障礙、勃起功能障礙。

- **共同常見不孕問題**

可能是各種染色體異常疾病、免疫抗體問題，或是高齡（最常見的非疾病不孕因素）、體重過重過輕、身心壓力過大、日夜作息失調、環境汙染、嚴重營養失衡、菸酒藥物濫用等等。

很多人排除了以上這些比較明顯的原因，屬於一般認為不太會有受孕問題的「正常情況」下，卻依然不易懷孕，接下來就為大家說明可能的情形有哪些。

情況 1 排卵品質不良與無排卵

很多人以為自己月經規則、西醫抽血的內分泌數值也大多在正常

範圍內，就一定會規則排卵，事實上並非如此。很多時候即使有月經出現，但可能是「排卵品質不良」，甚至是「沒有發生排卵」。

　　這時候建議可以連續幾個月測量基礎體溫，來驗證自己的排卵狀態是否正常。就像第一章頁 47 提到的，如果是在一個有排卵的狀態下，基礎體溫會看到明顯的「高低溫雙相變化」。假設確實有排卵，我們還可以從基礎體溫中的一些小細節找出端倪，反映出「有排卵可是狀態不佳」。下列的幾種情況，便會大幅減低自然受孕的機率：

① 低溫期（濾泡期）過長

　　低溫期過長，自月經出血後起算直到體溫上升，期間超過 15 天以上，表示卵巢中的卵泡生長發育速度較慢，排卵時間延後，通常可能會有排卵品質不良的問題。

② 低溫期（濾泡期）起伏

　　低溫期震盪起伏，測量體溫時高時低，呈現鋸齒狀，高低之間落差超過 0.5 度，這表示內分泌不穩定、卵泡在成熟的過程受到干擾，同樣也可能表示卵泡品質不良的情況。

③ 高溫期（黃體期）過短

　　高溫期過短，自排卵後、體溫拉升之後開始起算，高溫日不足 12 天就出現月經出血，這表示黃體素製造不足，即便有排卵也不容

易穩定著床受孕，背後反映的可能是卵泡品質不良或內分泌失調。

高溫期震盪起伏，體溫已經拉升至高溫，但是中間一度下降震

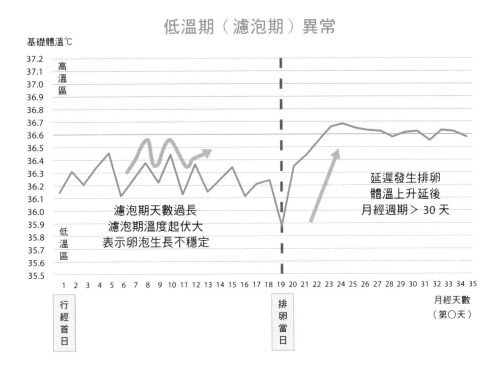

圖 2-1 低溫期異常

盪、呈現鋸齒狀體溫，高低落差 0.5 度，表示黃體素製造不穩定，黃體功能不佳。背後反映的同樣是卵泡品質不良或是內分泌失調，如此也會導致不易受孕。

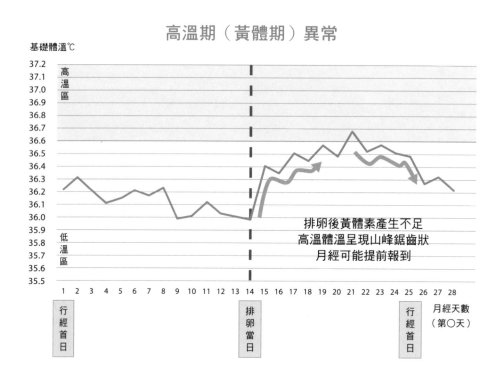

圖 2-2 高溫期異常

從卵巢排卵到子宮著床的進度，沒有同步

一般來說，卵巢跟子宮內膜會有一定的時間進程「同步性」。當低溫期（濾泡期）的時候，卵巢中的卵泡逐漸長大，開始製造較多的雌激素，子宮內膜也會因受到雌激素的刺激而同步增厚，這時是所謂的增生期。

當排卵發生之後，進入到高溫期（黃體期），這時候卵巢開始產生黃體素，黃體素會讓子宮內膜的型態變化成「可以著床」的分泌狀態，也就是所謂的分泌期。

更重要的是，**在排卵後的幾天內，子宮內膜會有一個最適合胚胎著床的開放受容時段，也就是「著床窗期」，只有在這段時間內，胚胎才能在子宮內著床、成功受孕。**大部分的人，其著床窗期是在月經第 19 至 21 天（排卵後的 5 至 7 日），少部分的人則可能不在這段時間內，又或者受到排卵時間變化的影響，過早或延遲排卵，這些都會影響著床窗期時間點。

因此「排出卵子、成功受精、形成胚胎、著床子宮」，這幾件事情有一定的進度時間，同時卵巢跟子宮的進度要有一定的同步性，太早或太晚完成步驟，都會導致無法成功受孕。我們一般也可以藉由基礎體溫的「低高轉換時間點」，來判斷是否有排卵與子宮內膜變化不同步的情形發生：

低高溫轉換延遲反應

正常情況下，檢測到排卵試紙的刺激排卵反應後（雙線強陽

性），黃體生長激素（LH）拉升迫使卵子排出、同時促進卵巢製造黃體素，之後體溫應該在一至兩日內急速拉升。而低高溫轉換延遲反應，指的是檢測黃體生長激素強陽性反應之後，體溫緩慢上升，需要3至5天才逐漸爬坡上升到高點，表示在排卵之後黃體素製造緩慢，容易錯失胚胎的著床時機點，或是導致著床不穩定（見圖2-3）。

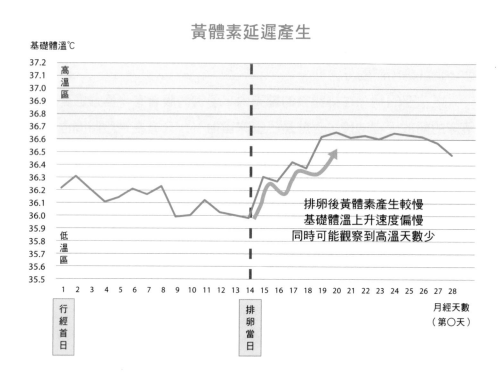

圖 2-3 黃體素延遲產生時

低高溫轉換提早反應

　　所謂低高溫轉換提早反應，表示在發生排卵之前基礎體溫就已經開始逐漸上升，這是由於黃體生長激素（LH）偏高，造成卵巢尚未排出卵子，卵子卻提前黃體化、產生黃體素的現象（見圖 2-4）。常見於使用促進排卵藥物、多囊性卵巢、備孕壓力過大或是黃體化未破裂卵泡症候群（LUFS），這種情況下由於子宮內膜提早黃體化，同時也不容易抓到排出卵子的明確時間，會明顯影響受孕機率。

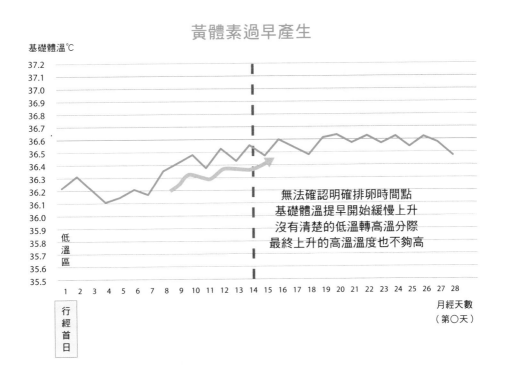

圖 2-4 黃體素過早產生時

　　有些女性會在月經週期的第 8 至 12 天，就檢測到排卵試紙有明顯反應，基礎體溫也隨之升高，這表示可能過早發生排卵現象。當排卵太早發生，會導致子宮內膜可能在發生排卵時卻還沒有生長到足夠的厚度，同時提早排出的卵子品質也不佳，因此減少成功受孕機率。常見於卵巢功能衰退、高齡、藥物過度刺激、荷爾蒙敏感體質、睡眠不足、壓力過大等情況（見圖 2-5）。

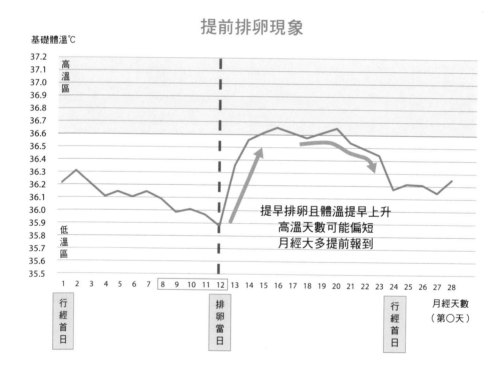

圖 2-5 提前排卵現象

情況 3 子宮頸黏液（分泌物）的狀態，影響受精機率

即使排卵期準時，也有在排卵期前後幾日內完成有效行房（陰道內射精），有時也不一定能夠讓精卵成功相遇，除了上述提到的幾個情況，更為常見的原因可能是在於精蟲無法有效從陰道通過子宮頸、進入子宮腔，並抵達輸卵管與卵子相遇結合。

而其中扮演關鍵因素的就是「子宮頸的黏液狀態」，子宮頸的黏液狀態在生殖上有幾個重要功能：

①在排卵期間增加精蟲穿透能力。
②暫時讓精蟲停留並提高其生存能力。
③過濾異常和狀態不佳的精蟲。

「子宮頸黏液」其實就是我們俗稱的「分泌物」，排卵期期間的分泌物多寡、型態、顏色，會因為上述提到的三個功能，進而影響「成功自然受精」的機率。

正常的情況下，在一個標準的月經週期之中，荷爾蒙的濃度變化會導致子宮頸黏液產生型態上的改變。

右頁表格是依照標準月經週期的時間（28 天），來簡單介紹不同階段的子宮頸黏液變化：

月經週期	子宮頸黏液的變化
行經期後 （月經第 5 至 10 日）	這時候女性身體的雌激素與黃體素的濃度都很低，子宮頸黏液通常較少且較黏稠，不利於精子生存與通過。
排卵前 （月經第 10 至 14 日）	隨著卵巢內的卵泡成熟，身體產生的雌激素增加、子宮頸黏液分泌變多，並變得更稀薄、透明，類似蛋清、透明膠水狀。這種分泌物狀態會有助於精子的存活和移動，增加受孕的可能性。
排卵期 （月經第 14 至 16 日）	排卵期間，雌激素達到最大分泌量，子宮頸黏液也會同時達到最利於精子存活和運動的狀態。
排卵後 （月經第 16 至 28 日）	排卵後的卵巢開始產生黃體素，同時雌激素製造量下降。黃體素的分泌會使子宮頸黏液分泌量減少，同時變得更黏稠，這時候已經不利於精蟲生存，但是這樣的分泌物狀態可以有助於減少感染機率。

　　上方表格描述的是「標準情況下」的子宮頸黏液變化，要注意的是，每個人之間可能會有差異，同時如果有其他因素的影響，像是：陰道發炎感染、使用排卵藥物、排卵功能失調問題（多囊、早衰、其他問題），都有可能間接改變子宮頸黏液的特性，導致精蟲穿透不良現象。

　　舉例來說，排卵功能失調的患者，可能會因為卵巢中的卵泡發育較慢、產生的雌激素不足，導致在排卵期的分泌物無法明顯的呈現「蛋清狀態」，又或者是常態性的出現分泌物偏少、陰道乾燥的情況，如此導致分泌物狀態異常而影響精蟲生存穿透能力，也會降低自

然受精的機率。

　　甚至如果明顯缺乏排卵（月經週期過長），則可能導致陰道產生保護性分泌物的能力也比較差，以長遠來說，**陰道環境的保護能力下降，會讓壞菌容易生存，並造成陰道反覆發炎感染，也會形成不易受孕體質。**

情況 4　不易安排理想的行房時間

　　這其實是現代人常見的隱性問題。門診常遇到患者在調理之下已明顯改善排卵品質，但是由於夫妻雙方工作生活忙碌、與家人同住，不易在排卵期安排行房。又或者是已經備孕許久，算時間做功課成為壓力來源，夫妻房事因此力不從心。不過多虧現代醫學的便利性，這樣的問題其實有兩種解決方式：

① 居家授精行為（At-Home Insemination）

　　居家授精行為（At-Home Insemination）又被稱為「居家陰道注精」，指的是藉由消毒後無菌的無針頭注射器（陰道給藥注射器），將男方的精液吸取後，注入女方的陰道深處，取代自然性行為，即直接射精在陰道的方式。

　　許多夫妻可能面臨家庭生活忙碌高壓、做功課越做越心累、越做越沒情趣，難求一子而心煩痛苦的情況，這樣的方式便捷許多，有不少夫妻嘗試後因此減輕許多心理壓力，這種方式在就醫成本較高的海外國家頗為盛行。有期刊研究，在一次排卵期執行兩次居家授精行

為，6 個週期後發現 20 到 33 歲的女性，其受孕率達 69%，33 歲到 36 歲則達 43%，36 歲以上也有 25%。

這個方式一方面可以顧及患者隱私，同時減輕備孕夫妻的心理與生理負擔，並且進行成本較低，在沒有明顯病理性不孕問題之下，或許是一種可以參考的方式。

② 宮內授精療程（Intrauterine Insemination，簡稱 IUI）

宮內授精療程（IUI），其實就是大家熟知的人工授精，同樣是藉由人工的方式將精液注入至女性體內授精，但是與居家授精行為有著明顯的不同。不同之處在於「是否將精液進行洗滌濃縮以及精液注入的位置」，宮內授精療程是將洗滌濃縮分離後的精液直接注射入子宮腔內，而居家授精礙於器材受限，僅能做到陰道內注入精液（模擬一般性交過程）。

宮內授精療程首先會給予排卵藥物，並且使用超音波追蹤卵泡發育以及子宮內膜厚度狀態，同時抓準時間施打破卵針，而後再將精液經過洗滌、分離、濃縮等步驟，去除精液中的黏液雜質以及死的精蟲，篩選出品質與活動力良好的精蟲，集中濃縮與少量人工培養液混合，再以導管直接將混合後的精蟲注入子宮腔，後續再給予黃體素補充，以增加著床機率。

常見的調經藥有哪些？
有副作用嗎？

　　即便同樣是調理月經，但是中西醫在藥物的原理以及治療思維上，有很大的不同之處。很多女性在月經失調時，會前往西醫婦產科看診，而西醫開立的調經類藥物不外乎如下：

①　催經、延經、止血藥（黃體素為主，部分加入雌激素）

　　一般來說，黃體素是最被廣泛使用的藥物，這是因為黃體素可以直接幫助「增厚子宮內膜」。以「月經來不停、出血不止」的情況來說，給予數天份的黃體素就能讓子宮內膜快速穩定下來，但是停藥後的 3 至 5 天內，依然會再次出現月經，後續能否恢復正常月經週期，則需要看患者自身的排卵功能是否恢復正常。

　　若是「月經很久沒來、延遲數日或數週未行」的情況，很明顯是因為患者本身沒有發生自然排卵，因此子宮內膜過薄而沒有增厚，無法剝落形成月經的情況。此時給予數日的黃體素，目的是在於藉由藥

物中的黃體素來增厚內膜，同時在停藥之後內膜便會剝落形成「藥物月經」，以這樣的方式達到代謝子宮內膜的效果。

② 事前避孕藥（雌激素＋黃體素）

　　事前避孕藥也就是大家最常俗稱的「調經藥」，主要成分包含「雌激素」與「黃體素」的混合配方藥物。避孕藥的品牌非常多樣，而不同避孕藥之間的差別在於「荷爾蒙的成分、濃度、比例之差異」，以及「服用天數與劑量之不同」，這些藥物差別導致每個人服藥後產生的副作用反應有差異，個人適合的避孕藥也會不同，而目前臨床最常見的是第三代與第四代避孕藥。

第三代避孕藥	母扶樂（Marvelon）、美適儂（Mercilon）、祈麗安（Gynera）、玫麗安（Meliane）
第四代避孕藥	悅姿（Yaz）、悅己（Yasmin）、黛麗安（Diane-35）、愛斯麗安（Esdian）

　　事實上，避孕藥並不是幫助患者直接「恢復排卵功能而產生月經」，反之，**避孕藥之所以能夠避孕，正是因為它有「干擾與抑制排卵」的效果**。避孕藥中的成分包含雌激素與黃體素，當女性在排卵發生之前開始服用，下視丘與腦下垂體便會因為接收到藥物中的荷爾蒙訊號而產生負回饋、抑制腦下垂體排卵訊號的產生（FSH、LH），簡化來說，就是「讓身體以為已經發生排卵，因此停止真正的排卵進程」。

那為什麼沒有排卵，卻還是有月經出現呢？這是因為外源補充的雌激素與黃體素，一方面會抑制排卵，另一方面卻也能促進子宮內膜的增厚反應。當服用完一整個週期的避孕藥之後，子宮內膜已經被藥物中的雌激素、黃體素滋養增厚到一定程度，停藥大約 2 至 3 天左右，失去藥物支撐的子宮內膜就會剝落出血，形成藥物性月經。

　　很多人誤以為吃了避孕藥就會直接恢復排卵，或是達到調理排卵功能的效果，**事實上避孕藥在調經上的功效比較類似於「暫時替代卵巢功能，讓卵巢關機休息一段時間（不排卵），之後再看能否重新啟動機能、恢復正常」**。在短期使用避孕藥調經之後，如果本身沒有嚴重月經失調的情形，多數人確實會因為暫時讓卵巢休息而恢復正常的排卵月經。

　　然而，有些人卻會出現「避孕藥物後閉經」（Post-pill Amenorrhea）的情形，也就是停用避孕藥後的幾個月之間，月經沒有自然恢復，依然處在無月經的情況。近幾年有些專家認為這樣的診斷名稱其實不正確，因為這些人不一定是用了避孕藥導致後續的排卵失調、沒有月經，而是她們的身體可能在服用避孕藥之前或之後，其實一直都是處在排卵功能失調的狀態之下。

　　與其說是使用避孕藥之後導致的月經失調，更應該說這些患者因為自身排卵功能失調所導致的月經紊亂，透過避孕藥治療仍然無法得到改善。臨床情況確實如此，通常發生「避孕藥後閉經」的患者有很多是「多囊性卵巢症候群」（PCOS）或者是「下視丘功能失調無月經」（FHA）的患者。

　　由於她們的排卵功能受到嚴重外部原因干擾，很多時候只用避孕藥治療，可能也無法得到很好的調經效果（即真正幫助患者恢復正常

排卵功能），這類患者的情況有時候反而藉由中藥治療的幫忙可以得到很好的效果。

③ 排卵藥

顧名思義是「促進排卵」使用，第一線最常用的藥物是可洛米分（Clomifene），常見的商品名包含：快樂妊、喜妊錠、樂孕錠。可洛米分在藥物性質上是屬於「選擇性雌激素受體調節劑」（SERM），它的化學結構與雌激素相似，因此可以透過占據雌激素受體，來達到欺騙下視丘，造成類似身體雌激素不足的假象，進而讓下視丘持續釋放促性腺激素釋放激素（GnRH），間接刺激腦下垂體釋放濾泡刺激激素（FSH）與黃體生長激素（LH），使這兩者荷爾蒙的訊號增強，得以刺激更多卵泡成熟。

排卵藥確實能讓多數患者發生排卵現象，但是卻不一定能明顯增加懷孕機率。這是因為使用排卵藥物可能會增加發生「未破裂卵泡黃體化」（LUFS）的情況，也就是「排卵空包彈」；或是排卵時間與子宮內膜黃體化時間不同步，發生「有排卵但不易著床的情況」。

另外也有研究顯示，**長期使用排卵藥可能會讓子宮內膜變薄、改變子宮頸黏液穿透性，減低自然懷孕的成功機率，導致「有排卵但不易懷孕的現象」**。因此排卵藥也不建議連續使用超過 6 個月以上，並不適宜作為長期治療藥物使用。但排卵藥依舊有治療使用的價值，比起黃體素或催經藥，更能夠讓排卵功能失調的患者直接出現真正的「排卵性月經」。

要特別注意的是，有部分多囊性卵巢患者對於排卵藥物的治療反

應不理想，甚至可能會造成更多不成熟卵泡的累積情形（AMH 變得更高），這類多囊患者如果發現自己在服用西醫處方的排卵藥後依然沒有辦法自然出現月經，就會建議要改用其他的方式治療。

西藥雖可調經，仍有副作用

至於西藥調經是否有副作用呢？當然有，最常見的是來自荷爾蒙的各種影響。一般來說最常見的不適副作用，像是水腫、飢餓、變胖、失眠、情緒低落等。少數人則因為子宮內膜受到刺激，而出現不規則點狀出血的情況。

以短天數的黃體素與排卵藥來說，因為服用天數較短，身體出現不適感的時間並不長。但若是避孕藥，因為是長時間的接觸荷爾蒙（黃體素、雌激素），雖然已是低劑量使用，但每個人對於荷爾蒙的反應性不一樣，也可能出現不同的不適症狀。

有些人服用避孕藥後沒有明顯不適感，有些人則是服用特定廠牌的藥物後，不適感較輕微或嚴重，這是因為廠牌之間的荷爾蒙劑量類型有所不同，反應感受上也會不同所致。如果是長期不間斷的服用避孕藥數年以上，有些人會在停藥後出現無法恢復自然排卵所造成的月經失調延遲、月經量減少明顯，甚至很多個月都不來的情況。

吃西藥調經，
月經就會規律？

　　門診有些患者在月經失調時（月經不來、月經來不停），大多會先到婦產科檢查，西醫則大部分會開立止血催經藥（黃體素）、避孕藥來治療。

　　提供黃體素的原因，主要是讓子宮內膜接觸黃體素產生增厚變化，然後等待停藥後幾日，子宮內膜就會代謝剝落，形成藥物月經。**黃體素因為可以刺激子宮內膜生長，主要可以做到「止血、增厚內膜、催經」三大效果，但是卻無法直接改善卵巢的排卵問題。**

　　至於提供避孕藥的原因，則是希望讓卵巢暫時中斷工作、休息一下，期許它能夠透過服藥調整，並在停藥後能恢復規則排卵。

　　避孕藥的原理是因為藥物中包含雌激素和黃體素。當女性吃進藥物中的雌激素與黃體素，人體便會出現抑制作用，干擾正常的卵泡成熟與排卵流程，但同時兩種激素也會同步刺激子宮內膜增厚生長，取代人體排卵後的自然增厚現象。

當患者吃完當週期的避孕藥，過幾天沒有持續服藥，子宮內膜缺乏藥物中荷爾蒙的刺激後，便無法維持型態、剝落出血，這就是避孕藥形成的藥物月經。

輕微的月經失調可透過藥物調理，但無法長久

確實在一些比較輕微、暫時性的月經失調情況，用黃體素或避孕藥打斷自然週期，可能讓卵巢稍微休息之後便會恢復原本正常的排卵能力。這有點像是電腦突然當機，但關機一段時間後再重開機就正常了。但是相信大家也遇過，電腦當機是因其他嚴重原因造成，這種時候重新開機並沒辦法解決問題，依然無法正常使用。

比較嚴重的月經失調，背後可能有更嚴重導致不排卵的原因，像是多種內分泌失調、多囊性卵巢體質、睡眠障礙、身心壓力過大、體重過高導致無法排卵等等。無論是哪一種嚴重干擾排卵的原因，當它沒辦法藉由避孕藥與排卵藥來解決，在患者停止服藥之後，不排卵的根本原因依然存在，月經便依舊失調。

因此建議調經的患者一定要注意，如果使用黃體素、催經藥調經一段時間後停用，月經又回到不正常狀態，那麼就需要去找出真正導致排卵失調的原因，進行治療。

同時服用中西藥調經、備孕，效果更好？

透過中藥調經，主要原理在於找出造成不排卵的體質失衡原因，導正恢復患者的自然排卵能力，進而讓月經週期規律化。與西藥調經的方式不同，因為中藥材中沒有黃體素成分，因此無法直接造成子宮內膜增厚代謝的現象，也就是說治療目的「並不在於直接產生藥物性月經」（催經）。

治療目標通常會是先以「**使用中藥幫助患者恢復自然排卵功能**」為優先，當身體恢復排卵之後，子宮內膜便會回到正常的增厚週期，形成自然月經。

由於中藥調經並非是藉由黃體素快速催經來達到目的，因此一般需花費較長時間才能看到顯著的效果，但是只要讓排卵週期回到軌道上、建立規則性，排卵功能會逐漸形成正向循環，而後月經也會越來越順。

以廣義的中醫調經方式來說，可以歸納成兩大類型的調經概念，

一種是「直接性調經」，服用能對「下視丘－腦下垂體－卵巢軸」造成影響的誘導排卵中藥物；另一種則是「間接性調經」，藉由服用改善人體其他生理機能的藥材，來間接影響排卵相關的內分泌，以達到改善排卵的效果。

舉例來說，直接性調經的藥材通常會使用到部分「補氣、養血、補腎」等滋補性藥材，而當中有部分藥材成分，可能對荷爾蒙會產生影響，像是：人參、當歸、山藥、鹿茸、紫河車、淫羊藿、巴戟天……。當這些具有荷爾蒙影響性的藥材，經過不同的劑量組合搭配，便能對人體的生殖系統直接產生不同程度的影響，達到直接改善排卵的效果，這便是屬於直接性調經的處方方向。

間接性調經的方式，比較近似於一般民眾理解的「調身體」概念，針對不同體質情況，給予不同的中藥材組合治療，藉由疏肝、理氣、安神、祛濕等方式，來改善人體生理機能，讓患者的腸胃消化、睡眠品質、自律神經運作等達到協調平衡的狀態，進而讓其他內分泌與排卵機能恢復正常。

多數中醫師在治療規劃上，並非只會單獨使用「直接性調經」或是「間接性調經」的方式，通常醫師會觀察患者的生理機能、基礎體溫、月經狀態等在治療過程中的變化，隨時調整藥物處方方向與思考模式。

中醫治療往往是十分立體而多面向的，同樣的藥物名稱，在不同的時間點、不同的體質背景上，會有不同的治療效果與意義。在診間，常會遇到許多患者拿之前的中藥處方來詢問合宜性，事實上，單從片面資訊是無法完整解讀前一位中醫師的治療思路，建議大家在就診時可以更完整地描述過去的治療過程，同時在更換治療醫師後，就要當成是新的療程、重新開始。

開始中藥調經後，就一定會排卵嗎？

雖然中藥調經的主旨在於恢復自然排卵，也就是在理想的情況下，患者通常會先恢復自然排卵後才產生排卵性月經。然而許多時候，在剛開始使用中藥調經的過程中，患者同樣也可能會出現「無排卵性出血」的情況發生。

發生這種無排卵性出血，大多是因為患者在接受治療之前，子宮內膜緩慢增厚卻沒有剝落，可能已經許久沒有月經出血，相對處在一種內膜增厚卻不穩定的狀態。此時如果處方中有使用「補氣、補血、活血、補腎」等類型的中藥材，便有可能在調理身體的同時也刺激到過厚的子宮內膜，造成無排卵性出血的現象，像是有些患者月經遲到了幾週，結果吃了十全大補湯之後月經突然就來了。

許多患者或經驗不足的中醫師，會誤以為這類出血是排卵性月經，或是認為月經已經調理完畢，後續無須再追蹤治療。**事實上，這類出血僅是因為部分增厚的子宮內膜受到補性中藥刺激產生的剝落現象**，許多人在出現一次短暫出血之後，仍沒有恢復月經規則性，下次的月經沒有報到，這表示患者的排卵機能尚未恢復正常。

因此在使用中藥治療的過程中，我們需要藉由多種方式來追蹤確認，患者是否確實有恢復排卵功能。一般而言，具體已經恢復正常排卵機能的月經，我們可以觀察到的現象包括：月經量較明顯、行經至少 3 至 5 天、排出時有些許血塊、經前有明顯胸脹感等徵兆、基礎體溫具備雙相表現等跡象。

中醫師也可以藉由經驗來整合以上各種現象，同時搭配脈象診察，來確認患者的排卵機能是否恢復正常，以判斷目前的行經出血是

否為排卵性月經。

使用中藥調經，同時也能備孕

中藥調經旨在調理自然排卵、幫助患者改善排卵品質，**因此與使用避孕藥調經最大的不同之處，就是能夠同時進行備孕，在調經週期當中隨時可以有懷孕計畫。**

藉由中藥調經的同時並行備孕，這部分與西醫比較起來其實並不會更花時間，甚至在調經的過程中就有可能自然受孕。在使用中藥誘導自然排卵的過程中，因為比較接近人體自然生理狀態，卵子的生長週期與子宮內膜的增厚速度，兩者的同步性佳，也較能達成「排卵同時養厚內膜」的治療效果（相較服用西醫排卵藥物，能排卵但內膜容易變薄、影響著床）。

然而中藥調理排卵、備孕並非只有優點沒有缺點，最大的缺點就是個體療效差異的問題。採用中藥治療，並非所有人都能得到最好的療效，一部分的原因來自「體質」，有些人對中藥反應性較低，藥物治療效果可能無法發揮，也有人對藥材較敏感，反應治療效果較慢也不理想。

再者，許多人僅習慣使用科學中藥粉治療，但科學中藥粉在部分藥材的有效成分表現上，仍然不及濃縮水煎湯藥，因此如果藥物濃度使用不足，或是劑型不正確的情況下，即便是同一種藥材，在補養效果上可能會因此無法發揮療效。此外，療效也與中醫師的療程規劃、治療經驗、中藥物使用熟練程度有很大的關聯，也因此有些患者表示曾藉由中醫調經卻許久沒有效果，或許就是上述情況所致。

可以同時服用中、西藥來調經嗎？

是否可以同時服用中西藥，並行調經呢？這是一個多重組合的問題。首先，我們要先釐清中西藥使用上的目的性是否衝突。

以西藥來說，可能目的在於幫助排卵（排卵藥），又或者只是催經（黃體素），甚至於用取代排卵的方式來維持藥物月經（避孕藥）。至於中藥，可以是直接幫助患者誘導排卵，也可能是治療其他造成排卵失調的根本原因（例如：睡眠障礙、肥胖、食慾旺盛或低落、自律神經失調、內分泌失調……）。

只要兩者的治療目標沒有衝突，便能同步進行治療。例如：體重過重的多囊性卵巢患者，可能先用中藥積極減重、改善自然排卵能力，同時也合併使用黃體素催經。又或者是嚴重睡眠障礙患者，前期的治療目標放在使用中藥調整睡眠品質、穩定自律神經，以觀察排卵機能是否能恢復。

許多時候，嚴重排卵障礙的患者可能長達數年沒有自然月經，這種狀態下可以一邊用中藥調理恢復排卵，一邊觀察是否能夠行經，**如果超過 3 個月依然沒有月經，就建議要先併用西藥催經治療**。到了後期，再把中藥治療的重心放在改善排卵能力，以恢復正常月經，如此便是中西醫合併調理月經的方式。

身為現代中醫師，務必要具備中西醫藥物的治療規劃整合能力，如此才能幫助患者規劃最適合的治療模式，以補全只用西醫或只看中醫治療的不足之處。

即便都是四物湯，藥粉和水藥也不同

科學中藥粉其實是近代才研發出來的中藥形式，主要為了符合現代人的服藥習慣，為了便於攜帶與存放，同時節省煎煮藥物的複雜工序，因此開發出的新型中藥劑型，也是目前一般中醫診所普遍使用的中藥。科學中藥粉的製作方式是先將藥材煮沸後濃縮萃取，然後再以霧化的方式將藥液噴出，使藥液附著在澱粉、乳糖等賦形劑上，製成「藥粉」的形式。

雖然科學中藥粉具有方便、省時、同時容易保存的優點，但是依然有不少缺點，像是：不同中藥廠的製程方式不同，導致廠家之間的同名藥方藥效可能會有明顯差別，又或者是在製程中無法完全萃取中藥材的所有成分，造成脫離原始處方的預期療效，簡而言之在預期療效上，科學中藥的四物湯不等同於水煎藥的四物湯，同時 A 廠的科學中藥四物湯，也不等於 B 廠的科學中藥四物湯。

雖說科學中藥與原方水煎藥可能會有一些差異，但也不是因此表示孰優孰劣，例如：有些患者體質較為敏感，服用水煎藥後身體的反應較大，這時候改使用科學中藥粉會較為溫和；又或者某些藥材的原始藥副作用較大，在製作成科學中藥粉之後副作用會因此減少；同樣如果患者服用科學中藥粉的療效不理想，在更換成水煎藥之後療效可能會有明顯提升。

科學中藥粉與濃縮水煎藥的使用時機還是因人而異，需要因地制宜去規劃療程內的處方形式，才能給予患者最合適的藥物選擇。

排卵試紙呈陽性，
表示一定有排卵？

很多人以為用排卵試紙檢測後出現陽性，就一定有發生卵子排出的現象，事實上，排卵試紙檢驗陽性，並不等於發生卵子排出現象。有些人會問，這不是叫做「排卵試紙」嗎？難道不是在檢驗確認何時會發生排卵嗎？**排卵試紙其實只是用來檢測，可能有較高機率發生排卵的時間點（但不是百分百必發生排卵）。**

這跟排卵試紙背後的檢測原理有關，排卵試紙檢測的是尿液中的黃體生長激素（LH）的濃度變化。正常的情況下，當女性卵巢中的卵泡成熟到一定程度，會對腦下垂體產生促發效應，造成 LH 突然性的大量分泌，稱為 LH-surge 現象。這個荷爾蒙激發現象就像是一個開關，正常情況下能夠觸發破卵，讓卵子從卵巢中排出。

因此簡化上的概念來說，一般當黃體生長激素濃度上升時，表示「有可能」即將發生排卵。然而，黃體生長激素是由腦下垂體分泌、間接受到下視丘的調控，因此除了卵泡成熟可能會造成其濃度上升

外，也有許多原因可能間接影響黃體生長激素的濃度變化。

試紙上的陽性，有時可能只是偽陽

同時，也有很多「非正常情況」可能阻斷排卵過程，導致即使有按下開關（LH-surge 現象），卻發生卵子排出失敗的情況。在這類的間接影響下，即便檢驗出黃體生長激素的濃度上升，也不表示卵子一定成熟，又或者是一定即將發生排卵。

例如：多囊性卵巢（PCOS）的患者可能有常態性的黃體生長激素（LH）過高情形，因此在非排卵期也可能檢測出排卵試紙陽性的結果（偽陽性），但是實際上，卵巢中的卵子是不足以成熟到可以排出的。

此外，像是未破裂卵泡症候群（LUFS）情況，一樣可以檢測到排卵試紙呈陽性反應（黃體生長激素有上升），但是因為各種因素導致卵泡無法破裂、卵子無法排出，而是卵泡帶著卵子一起進入黃體化狀態、開始產生黃體素，也就是所謂的「排卵空包彈」，這類情況也是屬於即便試紙呈現陽性，但其實是沒有排出卵子的。

未破裂卵泡症候群（LUFS）是現代女性非常常見的「月經正常、基礎體溫有高低相卻無法受孕」的情況，主要與排卵期服用消炎止痛藥（NSAIDS）、排卵藥（Clomiphene）、內分泌失調（甲狀腺問題）、腦下垂體分泌失調（LH 不足）、多囊性卵巢問題、高度身心壓力等情況有關。

如何在中醫和西醫間，選擇適合的月經調理方式？

首先，我們需要知道在西醫中，調理月經的常見方式主要是使用催經藥與避孕藥，這兩者都是藉由「黃體素」來促進子宮內膜的增厚代謝，防止長期無月經導致的子宮內膜異常增厚或病變。然而，這些藥物引發的月經並非是正常的排卵性月經，而是「無排卵性的子宮內膜代謝出血」，即藥物性月經。

當然在一些特別的情況或是用於備孕患者上，西醫有時也會使用排卵藥物進行治療，不過這類藥物不適合長期使用，副作用與不適感也明顯，排卵功能失調的患者往往在停藥後，又會恢復過去無法正常排卵的狀態。

相對於西醫，中醫在調理月經方面的目標，是間接或直接的幫助恢復患者的自發性排卵。透過使用中藥調整人體的各種生理功能，間接或直接影響「下視丘－腦下垂體－卵巢軸」的訊號傳遞，進而修正女性患者的正常排卵內分泌訊號。

舉例來說，針對肥胖性多囊性卵巢患者，可以藉由中藥減重來改善排卵失調問題；針對生理時鐘失調的月經失調問題，可以使用中藥導正睡眠作息來改善月經狀態。當經過中藥調理，患者的自發性排卵能力逐漸恢復，月經週期也會趨向規律並穩定，我們的最終目標是讓患者在停止使用中藥後，也能持續有穩定的排卵週期。

視月經失調的嚴重程度，來決定治療方式

但要注意的是，排卵功能問題嚴重程度不一，輕者可能只有月經稍微延遲或週期長至 35 至 40 天。這種狀況下，中藥的治療效果較為理想，副作用也少於使用催經藥或避孕藥，因此，我們通常不建議輕度的月經不規律（有排卵但不規則）患者，長期使用避孕藥調經，長時間的副作用往往大於其治療價值。

但是對於嚴重的排卵失調，如季經或半年以上沒有月經的情況，因為患者的月經許久沒來，會比較難預估子宮內膜當下的狀態，而卵巢要恢復排卵功能也非一時半刻的事情，通常建議可以先使用西藥催經、代謝子宮內膜，同時再合併中藥治療來幫助恢復排卵功能。

這類嚴重情況的患者，假如治療 3 個月到半年以上都無明顯改善，依然沒有月經、無法排卵，則可能表示當下體質對中藥的反應較差，我們會建議盡快以中西藥合併治療，以達到更顯著的效果並加快療程進度。

許多人僅習慣使用科學中藥粉治療，
但科學中藥粉在部分藥材的有效成分表現上，
仍然不及濃縮水煎湯藥，
因此如果藥物濃度使用不足，
或是劑型不正確的情況下，即便是同一種藥材，
在補養效果上可能會因此無法發揮療效。

第三章

排卵總是出狀況？
可能是這些問題造成的

當患者發生月經不正常的情況，

通常藉由現代醫學的檢查，

會優先排除子宮性因素造成的問題

（如：瘜肉、肌瘤、肌腺症等），

確認排除之後剩下的大多數問題也就與

「排卵功能失調」相關，

因此需要改善的主要目標就能明確顯現。

如何判斷排卵品質？
要先觀察月經的狀態

　　為什麼標題會是用「排卵品質」而不是用「卵泡品質」或「卵子品質」來做描述呢？這是因為卵泡與卵子的品質條件只是占「正常月經、容易受孕」的一小部分，所謂的「排卵品質」正如本書的第一章及第二章所介紹，更包含了從卵巢中卵泡的發育成熟、然後排出卵子，再到排卵後卵巢是否能在正確時間上產生足量黃體素的這一連串過程，都包含在評斷「排卵品質」的範圍之內，排卵品質的好壞也就決定了一部分好孕的機率高低。

　　要形成正常的月經，背後勢必要有發生「正常且良好的排卵」，否則無論是在「排卵層面失調」或是「子宮狀態異常」，又或者是兩者同時出狀況，都無法形成正常且規律的月經。

　　也因此，古代的中醫師在沒有荷爾蒙檢驗、超音波輔助檢查的情況下，依然能使用中藥調理月經，幫助不孕婦女增加受孕機會，由於在當時並沒有先進的醫療檢驗方法，最能直接了解一位女性是否有正

常生育能力的方式，其實就是「觀察月經的狀態是否正常」。

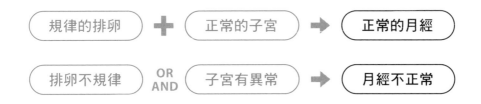

圖 3-1 排卵及月經間的關係

月經表現是否正常，是備孕條件的最低門檻

當然以現今醫學的角度來說，有不少特殊不孕的原因是無法單純藉由「觀察月經是否正常」來判斷是否容易受孕，確實也有很多女性在月經正常規律的情況下也可能不孕。但是我們從月經的各種表現狀態來看，**至少能判斷患者是否具有最基本的懷孕條件，即：準時的排卵與良好的子宮內膜增厚。**

當患者發生月經不正常的情況，通常藉由現代醫學的檢查，會優先排除子宮性因素造成的問題（如：瘜肉、肌瘤、肌腺症等），確認排除之後剩下的大多數問題也就與「排卵功能失調」相關，因此需要改善的主要目標就能明確顯現。

這是一個很簡單的邏輯推理，如果在排除子宮異常的因素下，患者連月經都不準時、不規律、月經量多寡不定，我們可以合理推測，她在每次月經週期的排卵表現都不穩定，因此每次的排卵品質、子宮內膜增厚程度也就無法符合「容易懷孕」的標準。

打個比方來說，如果有個學生每次考試都考 90 分，我們可以合理推測他對於每次考試的內容都有相當程度的準備；反之，如果他考試有時 30 分、有時 70 分，每次的考試成績都有很大的落差，我們就能合理推測他每次準備的程度有高有低，甚至可能學習程度根本不達標準。

正因如此，月經表現是否正常，是了解患者是否達到理想備孕條件的最低門檻。當然有些人可能會說，我月經不規律但還是懷孕了呀？這就像是考前沒有什麼準備，但是該次成績竟然還能及格的情況，這是機率問題，多一分準備增一分機會，有好好唸書的人，考試考高分的機率總是大於沒有準備的人。

在接下來的內容中，將列舉平常在門診中常遇到的女性月經問題，以及月經狀態與排卵品質間的關聯性。

排卵品質不良──
月經量明顯減少，週期突然縮短

Q 陳醫師，最近幾個月我的月經量好像有明顯變少的情況，從以前大概 5、6 天縮短到現在只剩 3 至 4 天，而且每一天的到經量明顯變少，更換衛生棉的頻率少很多，不知道是否發生什麼狀況？

A 月經量開始明顯變少、天數縮短，應該是門診中最常見的月經失調問題之一。月經量最直接反映的是卵巢排卵後子宮內膜增厚的程度，當子宮內膜增厚程度不足時，月經量就會明顯減少、出血天數也可能縮短。

「月經量變少」代表的意義？

無論是單日經血量減少或是行經天數明顯縮短，都屬於廣義的月經量變少。當月經量、行經天數變少，表示在行經出血之前的子宮內膜厚度可能有偏薄的情況。當子宮內膜偏薄時，產生的經血量自然就

會減少，而這通常與排卵狀態有所關聯。

排卵品質下降或是沒有排卵的時候，製造的黃體素不足，子宮內膜厚度便會偏薄，於是我們可以觀察到月經量、月經週期出現明顯變化。當月經量明顯減少、行經日不到 3 天，量多時一天更換不到四次衛生棉，甚至在整個月經週期中只需要使用護墊，這些程度的經血量都是遠少於標準排卵性月經的型態，我們可以藉此推斷出排卵狀態可能出現問題。

造成月經量少的原因

一般來說，女性隨著年紀增長，近 40 歲之後卵巢功能開始沒有年輕時這麼好，雌激素分泌也會減少。於是子宮內膜生長厚度較薄，月經量當然沒辦法跟年輕時比較，通常縮短個 2 至 3 天，是屬於正常的自然月經減少。

臨床上容易觀察到的是「突然性月經量驟減」，像是原本 6 至 7 天，突然只剩下 1 至 2 天，若有這樣的情況，多數是因為「排卵失調」所造成。排卵失調可能與各種原因相關，像是：短期身心壓力變化、睡眠作息失調、輪班工作、其他內分泌問題、使用含有荷爾蒙干擾性質的中西藥（如：避孕藥、事後藥）。

要特別注意的則是「漸進性月經量減少」，像是原本經期中有 4 至 5 天是屬於量多情況，結果開始逐漸變成只有 2 至 3 天量多，而後持續點滴少量出血 7、8 天，收尾也斷斷續續，這樣的情況則需要特別小心，要注意可能是排卵功能不如以往、卵巢庫存下降的徵兆，如果有備孕考量，建議要趕快檢查 AMH 數值是否已經低於同齡標準。

月經量減少時，要先找出原因而非催經

依中醫典籍中記載，月經量少大多被歸於「虛症」，常用的名詞包含「經水不利」、「月水不利」、「經水澀少」，是「經閉」（月經停止不來）的前兆，並且可能直接導致不孕。

除了少數「血瘀」類型的經血量減少，可能類似於「經血排出不暢、血塊較多而出血量少」的情形，治療上會以加強催經、順經等活血化瘀藥物為主，達到減少凝血、擴張子宮血管讓經血排出順利。其餘多數的月經量少，則偏向是「排卵功能失調」導向的虛症，像是「血虛、氣虛、腎虛」等排卵相關荷爾蒙紊亂所導致的體質失衡，或是體脂肪過高、胰島素阻抗所延伸的問題，如：肥胖型多囊性卵巢的「痰濕體質」。

針對排卵失調的治療，**主要目標應該在於找出失調根本原因，以符合體質情況的中藥材矯正排卵功能為主，而不是直接活血催經**。這是因為當尚未發生排卵現象、子宮內膜過薄的狀態下，單純使用活血催經藥物其實並無法根本上的解決月經失調，頂多造成少量的出血，但是排卵功能依然是失調的狀態。

 TIP

什麼是 AMH 數值？

即抗穆勒氏管荷爾蒙（Anti-mullerian hormone，簡稱 AMH），是一種評估女性「卵巢庫存量」的指標，由卵巢內小於 0.8 公分的小型卵泡所分泌（未來的卵子預備軍）。通常一名女性的卵巢庫存量是從一出生就決定的，正常值為 2 至 5 之間，如果 AMH 數值減少太多（如低於 1），也能間接反映卵子的庫存量可能變少，這也是孕齡女性朋友最擔心的問題。

黃體功能不足——
月經提早報到，月經量也變少

Q 陳醫師，我的月經好像自從工作壓力變大後就提前不少，從以前
的 28 至 30 天月經週期，縮短至 23 至 25 天就報到，且在剛來的
前 3 至 4 天量都很少，感覺好像排不太出來的樣子，到底是怎麼
回事啊？

A 通常這類月經提前、剛出血時的前幾天血量偏少，可能與所謂的
「黃體功能不足」有很大的關聯。黃體功能不足，指的是卵巢在
排卵後製造的黃體素量不夠或是製造時間過短，導致子宮內膜在
增厚之後的發育穩定性不足，於是提前剝落出血。

什麼是「黃體功能不足」？

卵巢中卵泡排出卵子之後，會轉變成所謂「黃體」的狀態，正常
在這個階段會持續 12 至 14 天，也就是所謂的「黃體期」。當卵巢中

的黃體組織開始萎縮之後，子宮內膜便會開始鬆動剝落，也就產生月經。因此我們可以知道，無受孕的情況下，正常排卵期之後的 12 至 14 日便會出現月經。

某些情況下，黃體組織無法維持太久，而「提早」開始退化萎縮。當黃體組織提前萎縮時，製造的黃體素濃度下降，於是子宮內膜失去支撐能力便開始剝落出血，使得黃體期持續不到 10 天之後便提早行經，導致整個月經週期可能不足 25 日，這個現象便被稱為「黃體功能不足」（Corpus Luteum Insufficiency）或是「黃體期缺損」（Luteal Phase Defect）。

另外，也有一部分的女性具有正常月經週期（28 至 30 日），但實際上也有黃體功能不足的問題。這些人通常因為合併濾泡期過長、延遲排卵的現象，因此掩蓋掉黃體期過短的情況，例如：20 天的濾泡期（低溫）＋ 8 天的黃體期（高溫），一樣呈現 28 日的週期月經，但是黃體期很明顯太短了。

這類患者通常是在備孕時發現自己的「月經週期規則卻很難懷孕」，實際量測基礎體溫後才發現，本身的排卵日延後許多、同時高溫天數明顯過短且不穩定，形成「低溫期長、高溫期短的現象」，因此難以受孕（參考頁 119 圖 3-2）。

當黃體功能不足，會產生哪些狀況？

黃體功能不足會導致月經提早報到、月經週期過短，另外也會影響受孕機率。當黃體衰退時間過早，表示子宮內膜狀態可能不如預期發展，內膜品質不良自然不容易著床。也有研究認為，黃體功能不足

的患者，可能伴隨雌激素不足的現象。表示這些患者在排卵前，其實就已有卵泡生長狀態不佳的問題，進而導致卵泡的雌激素產量不足。

整體而言，黃體功能不足其實是在反映背後可能有卵泡發育品質不良的情況，卵泡品質不良也就不容易成功懷孕。

「卵泡品質不良」、「排卵功能失調」，都可能在後續造成黃體功能不足、月經提早報到的現象。因此，只要身體出現「排卵異常」的情形，都有可能延伸出黃體功能不足問題，像是：多囊性卵巢、卵巢庫存下降、泌乳激素過高、甲狀腺素不足、雌激素不足、其他排卵相關荷爾蒙失調等，都可能造成影響。

因此，**黃體功能不足不能只是補充黃體素改善，需要了解造成排卵品質不良的原因，再進行治療導正。**

黃體功能不足時，中醫如何治療？

中醫婦科有一個名詞與黃體功能不足的症狀描述十分接近，叫做「月經先期」，詞意上便是指月經提前報到。月經先期在中醫治療上，需要辨別證型（證型，是中醫指稱疾病的體質表現類型）。不同的體質表現，剛好可以讓醫師直接聯想可能造成黃體功能不足的「各類型內分泌失調原因」。

黃體功能不足可能與下列幾種情況有關：例如，嚴重睡眠障礙影響自律神經與內分泌，間接造成卵泡生長發育的阻滯干擾、影響排卵，這可能是心肝火旺、陰虛陽亢體質所導致；泌乳激素過高所造成的排卵功能失調、黃體不足，大多具有肝鬱血虛的證型表現；肥胖型多囊性卵巢患者，則是以脾虛濕盛為主要證型，有些夾雜血瘀、腎

虛，因此卵泡發育過緩、品質不良、無法順利排出卵子，同樣也會發生黃體功能不足的結果。

　　根據不同的體質、荷爾蒙失調分類，加以使用中藥來改善患者的排卵功能，便是中醫治療黃體功能不足、排卵能力不佳的方式。

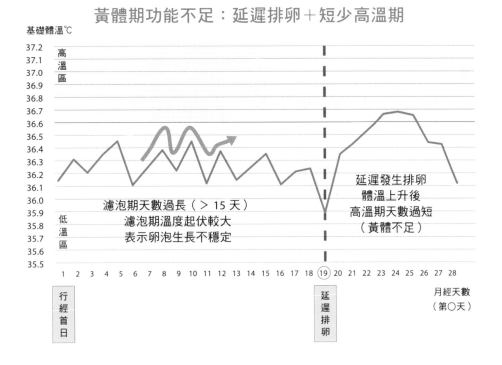

圖 3-2 黃體功能不足時的基礎體溫圖

排卵失調──
月經收尾不良，滴滴答答不止

Q 陳醫師，我的月經每次收尾都要拖很多天，別人 5 至 6 天就乾淨，我會拖到 8 至 9 天才結束，有時候甚至拖到快兩週，這是什麼問題呢？

A 標準的月經在行經期的第 4 至 6 日，是逐漸收尾的過程，一般來說轉為咖啡色或淡粉色出血後，大約維持 2 至 4 日便會消失乾淨，如此是屬於比較正常的月經狀態。少數人會有行經超過 7 日仍有少量出血的情況，嚴重時甚至拖到兩週才收乾淨，這時就要非常注意。

造成月經難收的問題有許多，狀況可大可小

有些人會在行經期後段收尾時，產生滴滴答答、收不乾淨的狀況，一般來說，行經出血超過 7 天以上，其實就要考慮是否有月經收

尾不良的情況。

月經滴滴答答在醫學上屬於「月經過多」（Menorrhagia, Hyper-menorrhea）的一種情況，而在中醫來說，是屬於「崩漏」病症其中的「漏下問題」。「崩漏」其實是兩種完全不同的月經異常出血問題合併總稱，即：非行經期突然大量出血不止，被稱為「崩中」；在行經期末段斷續出血，則被稱為「漏下」，兩者情況並稱為「崩漏」。

「漏下問題」指的是，當月經收尾時（子宮內膜行經剝落期的後段），無法收斂子宮內壁上出血的傷口，並穩定內膜組織以回到重新生長的狀態，因此呈現斷續出血的情況。一般來說，造成漏下問題的常見情況有：子宮組織變化、醫療造成影響，及排卵功能失調。

子宮組織變化也就是俗稱的「可能有長東西」，像是內膜異常變化增生、子宮瘜肉、子宮肌腺症、子宮肌瘤、腫瘤癌化等情形，這部分因涉及嚴重風險，故需及早檢查排除。

至於醫療造成影響，可能是藥物性的影響，例如：中藥使用、西藥避孕藥、事後藥、各種荷爾蒙藥物、可能影響排卵的藥物（如：抗憂鬱藥物造成泌乳激素過高，影響排卵），又或者是侵入性治療導致，例如：子宮手術後造成的內壁疤痕、放置避孕器、剛進行子宮內診檢查等。

最後則是排卵功能失調問題，通常是在經過陰道超音波、子宮鏡檢查後，已經排除器質性病變、長東西以外的情況下，也是造成月經後期斷續出血的最主要原因。

排卵失調也會讓月經難收？

月經的最後幾天是卵巢濾泡期的開端，當各種原因造成排卵功能失調時，女性在濾泡期的卵泡生長速度過慢、卵巢產生的雌激素量不足，子宮內膜便可能處在相對不穩定的狀態，於是會出現斷續少量剝落的狀況，也就是少量出血或是在護墊上觀察到褐色血漬。

許多人看到這種情況，會誤以為是「月經沒排乾淨」，**事實上大多是子宮內膜的傷口收斂修復較慢、內膜生長增厚不穩定所造成，而非陳舊血塊組織無法排出**。除了排卵功能失調的情況下可能導致之外，我們也需要特別注意是否可能是子宮有器質上的問題（如：肌腺症、肌瘤、瘜肉、增生病變、疤痕等）。

月經滴滴答答時，中醫如何治療？

月經過多、崩漏問題，在中醫的治療方式是「塞流、澄源、復舊」，意思是指「首先止血收斂傷口、找出失調的原因，同時幫助恢復排卵機能，讓子宮內膜恢復正常增厚的生長狀態」。

排卵功能失調所造成的月經點滴難收，輕微情形可能與情緒壓力、作息失調相關；症狀較為嚴重明顯時，則可能與多囊性卵巢問題、卵巢功能衰退、下視丘－腦下垂體功能失調、各種排卵相關內分泌紊亂有關，這部分需要經過詳細診斷找出病因，才能從根本上去做治療。

在治療月經量過多問題時，與其他月經失調最大的不同之處在於「補藥的拿捏掌握」。以中醫典籍《萬氏女科》為例，原文提到：

「凡婦人女子，初得崩中暴下之病者，宜用止血之劑，乃急則治其標也。四物湯調十灰散服之，以血止為度。」意思是指當女性發生子宮異常出血問題當下，應該要先以具有止血效果的藥材組合為優先（如原文中的四物湯加十灰散）。

「血止即服清熱之劑，用涼血地黃湯主之。」是指等出血量減少、轉為咖啡色分泌物之後，可以開始改成使用具有清熱、涼血、養血的「涼血地黃湯」，以調理排卵功能。

「血已止，裡熱已除，宜用補中之劑，加味補中益氣湯主之。更宜早服地黃丸，夕服參朮大補丸，以平為期。」則是指當分泌物轉為透明或是白色的時候，則可改用「補中益氣湯」，益氣補中，又或者是替換成早上服用「地黃丸」，晚上服用「參朮大補丸」，共同幫助卵泡成熟與排卵，恢復正常月經週期。

由上方的例證可以得知，其實中醫在治療排卵功能失調所導致的異常出血問題時，某些情況可能會需要使用補性藥材（如：當歸、人參），然而有些補性中藥在服用時可能會造成暫時性出血量增加，因此這部分需要格外注意，倘若治療排卵失調的過程中突然再發生出血，醫師要備有處理方式，以便讓患者有預期心理或替代治療方案。

月經滴滴答答的問題可大可小，如果反覆難治且經常發生，建議務必先到婦產科檢查，以排除嚴重問題為首要，切勿自行購買中藥亂補，避免出血問題更加惡化。

多囊性卵巢問題——
卵多卻品質不良，甚至容易肥胖

Q　陳醫師，我的月經一直都不規律，從國高中時開始，大概是 40
至 50 天才會來月經，自從出社會之後，壓力大、睡得少，月經
週期越來越不穩定。有時候 2 至 3 個月才來一次，嚴重時半年都
沒有來月經，西醫檢查說是有多囊性卵巢的問題，如果想要懷孕
怕會不容易。可是多囊性卵巢這個名稱聽起來不是應該有很多卵
嗎？為什麼會不容易懷孕呢？

A　所謂多囊性卵巢問題，其實包含了兩大類型的情況：只有在超音
波下檢查發現卵巢中充滿了大小不一的卵泡，也就是所謂的「多
囊性卵巢型態」，另一種情況則是包含了其他多種荷爾蒙失調問
題，更為複雜的「多囊性卵巢症候群」。

　　然而無論是哪種類型的多囊問題，卵巢中通常都充滿大小不一、
發育停滯的未成熟卵泡，抽血數值上通常可以看到 AMH 數值有
明顯上升的情況，AMH 是未成熟卵泡所製造的荷爾蒙，因此當

AMH 大於 5 以上，就表示卵巢中存在過多的未成熟卵泡，也就是多囊現象，同時這些卵泡在發育成熟到排卵的過程中容易彼此干擾，因此排卵品質、排卵時機都會受到影響，而明顯減少自然受孕的機率。

為何會形成「多囊性卵巢」？

一般女性大多有過月經失調的經驗，然而如果不是太過嚴重的情況，身體大多有自行平衡、恢復月經規律的能力。不過，長時間身心壓力太大、作息變化、熬夜、時差問題、環境變化等外在因素，導致排卵週期被嚴重干擾，同時加上先天體質的因素（胰島素阻抗、易胖體質、家族糖尿病基因、高雄性激素體質、自律神經失調等），便有可能讓月經失調變成慢性問題，逐漸進入月經越來越不規律的排卵失調惡性循環（參考頁 126 圖 3-3）。

月經一開始可能只是延後幾天，逐漸變成 2 至 3 個月才來，甚至可能好幾個月都沒有月經。一旦發生太過嚴重、太久的排卵停滯，則可能形成所謂的「卵巢多囊化現象」，也就是許多大大小小不成熟的卵泡卡在卵巢裡，停止生長、沒消失卻也無法排出卵子，這也是一般大家俗稱的「多囊性卵巢問題」。

而這些俗稱多囊性卵巢問題，其實又可以再分為僅僅在超音波下看到許多濾泡的「多囊性卵巢型態」（Polycystic Ovary Morphology，簡稱 PCOM），或是合併雄性激素過高、胰島素阻抗、其他多種內分泌失調現象的「多囊性卵巢症候群」（Polycystic Ovary Syndrome，簡稱 PCOS）。

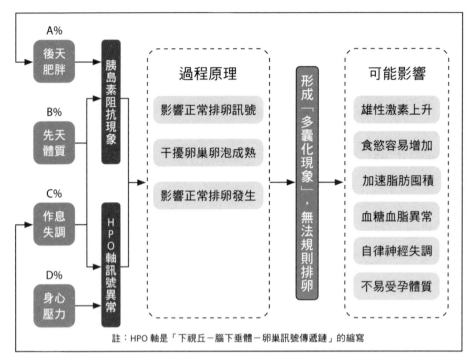

圖 3-3 多囊性卵巢症候群的形成原因

　　圖上的 A、B、C、D，只是代表不同個體的可能罹病因素比例，同時，即便是同一位患者，也會隨著體質改變、月經型態變化，而讓罹病因素發生改變。

卵泡很多，品質卻不良

　　簡而言之，無論是哪種情況的多囊問題，都會在月經失調的這段期間，讓卵巢內部逐漸累積超出正常數量的未成熟卵泡。而這些未成熟卵泡會產生過量的荷爾蒙（AMH、雄性激素），影響卵巢中其他

卵泡的發育，且干擾生長，導致「卵巢中的卵泡很多，但是排卵品質卻不夠好」的情況發生，因此當有多囊問題的患者想要懷孕時，會發現無論是否有發生排卵現象，都比一般情況更不容易自然懷孕。

在備孕調理時，我們通常建議這些多囊患者無論是希望自然懷孕、人工受孕、試管、凍卵，都應該要先改善排卵功能、調理月經，使其達到相對穩定的狀態，減少卵巢中的過多不良卵泡，這些都有助於提升卵巢中的卵泡品質。

當有多囊性卵巢時，中醫如何治療？

近年來，中醫整合了現代醫學與古代中醫文獻的考據理論，**認為本病的主要病因為「腎虛」**。以多囊性卵巢來說，中醫所說腎虛體質中的部分現象，可以理解為「下視丘－腦下垂體－性腺軸」的荷爾蒙訊號傳遞異常。

同時根據「女子肝為先天」、「衝任二脈起於胞宮、隸屬於肝腎」等中醫理論可知，多囊性卵巢問題也與中醫臟腑的「肝」相關。當出現「肝血不足」或「肝經鬱熱」等體質表現，都可能影響排卵功能的調節，因此可能會有月經失調、嚴重經前症候群、痘瘡多、皮膚乾燥粗糙等現象。

再者，中醫臟腑「肝」與自律神經有所關聯，因此有些多囊性卵巢患者會出現「肝鬱脾虛」、「心肝火旺」等綜合性體質現象，也就是交感神經過度敏感、亢奮。當交感神經過度亢奮時，容易導致失眠、心悸、焦慮、干擾內分泌、腸胃功能不良、便祕、代謝失調等情形發生。

另外，肝鬱脾虛、心肝火旺體質則是讓多囊性卵巢惡化的常見後天因素，自律神經失調會更進一步的干擾腦下垂體內分泌穩定性。當患者本身如果具有明顯「胰島素阻抗」（Insulin Resistance），則更容易造成「血瘀、痰濕」體質的形成，讓胰島素阻抗現象惡化，開始出現高血糖、高血脂、脂肪肝、肥胖等代謝症候群問題。

　　當患者的體重超過一定的標準時，因肥胖而導致的「痰濕體質」又會更惡化卵巢無法排卵的情形，因此多囊性卵巢體質的肥胖問題，既是結果也是原因。

　　結論來說，**多囊性卵巢的治療多以「調理中醫臟腑」，即腎、肝、脾、心為主**，找出每位患者出現月經失調問題、形成多囊性卵巢的主要體質原因加以改善，讓其排卵功能逐漸恢復。

　　以肥胖患者來說，應先健脾利濕，減重為首要之務；自律神經失調患者應以養心安神為主；睡眠失調患者應該依據體質失衡程度，使用中藥輔助並優先矯正作息問題；容易緊張的高壓力患者，則以疏肝理氣為優先；腦下垂體功能失調的患者，應該以補腎養血為重點。

下視丘性閉經——
卵泡不易成熟，易與多囊混淆

Q 陳醫師，我因為之前月經週期都很不規則，經常都是好幾個月才有月經，備孕 2 年了也都沒有好消息，所以到婦產科做了詳細檢查，結果西醫照超音波說我卵巢中有很多小顆沒成熟的卵泡，但是他看了我的抽血報告之後又說我這個不像是典型的多囊性卵巢症候群，他說我的 LH 跟 FSH 都偏低，比較像是下視丘或腦下垂體的功能不足才導致卵泡無法成熟，也是這個原因才導致月經失調，想請問我應該怎麼做呢？

A 超音波下看到小顆沒成熟的卵泡合併 AMH 上升的現象，也就是卵巢多囊化，造成的原因有許多，最常見的就是多囊性卵巢症候群，然而所謂的下視丘性閉經也有部分患者可能會出現卵巢多囊化的現象，以這位患者的腦下垂體荷爾蒙（LH、FSH）皆偏低情況來說，比較屬於下視丘性閉經而非多囊性卵巢症候群。

容易與典型多囊混淆的「下視丘閉經合併多囊化現象」

這位提問的患者外表看起來體態纖瘦、體毛不多，身體脂肪也沒有明顯增加，同時她在月經第 3 天的抽血檢查報告如下：

- 黃體生長激素（LH）：1.3 mIU/mL
- 濾泡刺激激素（FSH）：2.5mIU/mL
- 抗穆勒氏管荷爾蒙（AMH）：7.3 ug/l
- 泌乳激素與甲狀腺功能正常

首先，她的泌乳激素與甲狀腺功能正常，表示不是因為這兩者導致月經失調問題，泌乳激素與甲狀腺失調也可能造成排卵功能異常，通常在檢查診斷上需要優先排除，這部分在後面的文章會再介紹。

再來，以可以粗略估算卵巢中卵泡數量的 AMH 數值來看，已經明顯超過標準，有明顯卵巢多囊化的現象（PCOM），代表她的卵巢中確實有不少未成熟的卵泡，然而並沒辦法就這樣診斷她是典型多囊性卵巢（PCOS），我們還需要再看看她的腦下垂體荷爾蒙（LH 及 FSH）。

她的腦下垂體荷爾蒙數值兩者皆偏低，其中又以黃體生長激素（LH）更為低下一些，如果是典型多囊，通常 LH 會大於 FSH 的數值 1.5 至 3 倍以上。因此她的情況比起典型多囊（PCOS）來說，更符合所謂的「下視丘性閉經」（Functional Hypothalamic Amenorrhea，簡稱 FHA）診斷。

什麼是「下視丘性閉經」？

　　要有正常的排卵才會有正常的月經，女性正常的排卵機能主要是由「下視丘－腦下垂體－卵巢軸」的訊號傳遞鏈所串聯驅動，下視丘性閉經指的就是在下視丘出了一些問題，導致向下的排卵訊號失調，進而無法發生正常排卵現象。（關於下視丘與排卵功能的關係，可以看第一章頁 26 的解說。）

　　如果用一間公司來做簡單比方，下視丘就像是公司的老闆，下達指令（GnRH）給腦下垂體，而腦下垂體就像公司經理，接受到上級的指令之後再下命令（LH、FSH）給下屬（即卵巢），讓卵巢完成任務（卵泡成熟、發生排卵），當上級的訊號指令錯亂，便有可能造成無法排卵的情形。無論是典型多囊（PCOS）又或者是下視丘性閉經（FHA），其實都是源自於下視丘與腦下垂體的功能失調。

　　就以典型的多囊性卵巢症候群（PCOS）來說，除了可能有胰島素阻抗體質之外，更重要的根源問題在於 LH、FSH 的訊號分泌比例錯誤，LH 通常是 FSH 的 1.5 至 3 倍，導致卵泡不易成熟排出卵子。

　　「下視丘性閉經」（FHA）則是不一樣的表現方式，患者的 LH 與 FSH 分泌量都過低，或是只有 LH 過低，導致卵泡接受到的荷爾蒙刺激不足而沒有生長、無法成熟排出卵子。

　　一般來說，下視丘是身體的最上層管理，通常具備相當的穩定性，然而當身體機能發生一些巨大改變，或是遭受龐大刺激，便有可能間接影響下視丘的運作穩定，進而發生下視丘功能失調的現象。**造成下視丘性閉經的原因通常包括：嚴重睡眠不足、日夜作息失調、身心壓力過大、巨大情緒波動、營養嚴重不良、身體過度消耗、不間斷**

長期服用避孕藥等情況。

當下視丘閉經發生時，患者可能會有幾種情況，輕微一點的可能是月經延遲數週，同時月經量減少，嚴重一點可能會變成好幾個月才來一次的季經，最嚴重的情形則可能超過半年，甚至數年都完全沒有月經。

同時，下視丘閉經患者的卵巢狀態也有許多不同的可能性，例如：有些患者卵巢出現了多囊化的現象，因此抽血數值上 AMH 容易偏高，臨床上很容易跟典型多囊（PCOS）混淆；另外也有一些患者因為腦下垂體功能被抑制太久，導致卵巢內缺少新的卵泡被徵召啟動，抽血數值上 AMH 則容易偏低，也容易被誤診為卵巢功能衰退（POF）。

發生下視丘無月經時，中醫如何治療？

在中醫的體質分類上，下視丘無月經患者大多同時具有「肝鬱」、「腎虛」、「脾虛」、「血虛」、「氣虛」幾種體質證型，每位患者身上的體質偏向比重也各有不同。

肝鬱類型的患者，大多會描述自己有主觀性的壓力來源，自律神經較為敏感且容易失調，易有焦慮或失眠的傾向。腎虛類型的患者，可以聯想到下視丘與腦下垂體的功能不足，生理表現上可觀察到容易疲勞、總是睡不飽、白天疲倦有嗜睡傾向等情況。脾虛患者通常外觀看起來明顯消瘦，大多與營養熱量不足、腸胃吸收不良、慢性腹瀉的情況有關。

血虛患者則是偏向卵泡的敏感性不足、生長緩慢，雌激素可能偏

低、月經血量明顯不足，及內膜生長偏薄、基礎體溫量測偏低、濾泡期過長等現象。

氣虛患者則比較特別，通常是因為長期的大量運動訓練、身體過度消耗所導致。像是典型的女性運動員三聯症（The Female Athlete Triad），指的就是當女性在長期過量運動訓練下（如：馬拉松、三鐵、舉重），身體因為巨大消耗會導致下視丘與腦下垂體的功能失調，進而發生排卵與月經紊亂。

臨床治療需要找到患者的體質綜合方向，加以用藥治療，幫助下視丘的訊號傳遞正常化，進而讓卵泡開始生長成熟，然後發生排卵與導正月經規律性。通常下視丘閉經問題需要花的治療時間較長，這是因為下視丘閉經牽連到的問題較廣，而通常排卵功能也是需要調理一段時間才能逐步改善。

影響下視丘功能的因素	嚴重睡眠不足 日夜作息失調 身心壓力過大 巨大情緒波動 營養嚴重不良	過量運動消耗 長期服用避孕藥

卵巢功能衰退——
月經週期縮短，卵少不易受孕

Q 陳醫師，我發現這兩年我的月經有提前的現象，大約 25 天左右就來月經，而且月經量好像普遍比以前少，收尾也拖很久，要 8 到 10 天才會完全乾淨，在婦產科抽血檢查發現 AMH 只有 0.8，西醫說我的 FSH 有點偏高，表示卵巢功能可能已經開始衰退。想請問我這樣的情況是不是會變成所謂的提早更年期？我才 35 歲而已，還有機會自然懷孕嗎？

A 當月經週期明顯縮短、提前行經，同時月經出血量也跟以前不太一樣，這種情況如果持續發生一段時間，就建議要趕緊檢查 AMH 數值，來了解卵巢庫存量是否有開始減少的情形，同時也需要合併檢驗腦下垂體荷爾蒙，即濾泡刺激激素（FSH）與黃體生長激素（LH），了解是否真的出現卵巢庫存衰退的問題。

月經週期明顯縮短，要注意可能是卵巢庫存衰退

　　門診遇到不少女性患者在 30 至 35 歲左右時，發現自己的月經週期出現縮短的情況。從原本的 28 至 30 天，變成 20 至 25 天之間便行經的情況，而在月經行經的後幾日，可能還伴隨有少量咖啡色血漬、收不乾淨的情形，這種月經週期縮短、來得比較頻繁的狀況，醫學上稱為「多經、月經頻發」（Polymenorrhea）。

　　當有月經頻發問題時，有可能是幾種常見情況：無排卵性月經（出血量少）、黃體期縮短（排卵後天數不足）及濾泡期縮短（排卵日明顯提前）。

　　「無排卵性月經」大多與壓力過大、作息失調、多囊性卵巢、使用荷爾蒙藥物等有關，這是指在沒有正常排卵的情況下，子宮內膜增厚不穩定，可能出現少量的無排卵性子宮內膜剝落出血。

　　再來則是黃體期縮短，通常與排卵品質不良有關。當排卵品質不良，卵巢黃體在排卵後所製造的黃體素可能不夠充裕，子宮內膜便有可能提前剝落、月經提前出血，在醫學上被稱為「黃體功能不足」（Corpus Luteum Insufficiency）。

　　最後一種月經週期縮短的原因，則是排卵速度加快，通常表示卵巢庫存量會加速消耗，同時也表示排出的卵子品質逐漸下降。一般大多在接近更年期時發生，若是發生在年輕族群身上，可能是因為長期承受巨大身心壓力、長時間作息失調、身體慢性發炎，或是卵巢手術、疾病間接影響等，導致卵巢功能受影響而加速消耗庫存卵泡。

　　正常的情況來說，45 歲以上發生月經週期縮短，屬於卵巢自然老化的現象，但是如果在 30 歲以前就有這樣的徵兆，則需特別注意

是否有卵巢提早衰竭（Ovarian Insufficiency）的可能，更嚴重甚至會發生更年期提早、過早停經的問題。

綜合以上三者情況可以得知，**月經週期縮短不一定完全是卵巢功能衰退的關係，但是有可能與之相關**，臨床上我們可以藉由增加檢驗用來判斷腦下垂體功能的黃體生長激素（LH）、濾泡刺激激素（FSH），以及用來評估未成熟卵泡數量的 AMH 數值，來看看卵巢的卵子庫存量與排卵狀態是否有異常。

當 AMH 數值偏低時，該如何治療？

醫師會抽驗 AMH 數值，來判斷卵巢庫存量是否有減少的現象。一般來說，AMH 數值一旦開始明顯減少，通常不容易在短時間內大幅改善恢復。但有時候藉由中藥調理，或是改變生活作息、服用營養補給品（如：Q_{10}、DHEA），多少可能增加一點數值，例如：從 0.7 恢復到 1.2。

之所以能小幅度增加的原因，可能來自於卵巢內濾泡徵召的些許改變，像是小型濾泡的徵召增加，又或是卵泡品質的部分改善。但如果想從 0.3 恢復到 3 或 4 的數值，讓卵巢已經明顯減少的庫存產生巨大增加，以目前的研究理論來說是比較少見的。

目前已有研究發現，**長時間服用避孕藥或施打停經針，可能造成卵巢功能被暫時抑制，因此抽血檢查的 AMH 數值也可能呈現偏低的情況，這部分也可以藉由中藥調理來重新恢復卵巢排卵能力。**

若 AMH 數值減少許多並且已經發生很久了，表示卵巢內庫存量可能明顯減少，如此則不容易產生巨大的改善或恢復。當卵巢庫存開

始減少之後，排卵速度會變快，卵泡的成熟大小、排卵品質都會大不如前，這時候就需要使用中藥物去矯正排卵時間，避免嚴重的提前排卵發生，讓卵泡足夠成熟才發生排卵，同時補強排卵後的黃體素不足問題，如此也才能提高自然懷孕的機率。

AMH 數值偏低時別灰心，並非完全不可逆

不過，有一種比較特殊的情況，AMH 數值有可能出現明顯逆轉恢復的，那就是「促性腺激素不足導致的性腺功能減退」（Hypo-Hypo）。白話來說，就是能促進卵泡生長的荷爾蒙太少了（可能是下視丘或是腦下垂體的功能失調），導致卵巢內的卵泡無法受到徵召而發育不良，徵召的卵泡數量也明顯不足。

以這類患者的情況來說，她們的 AMH 下降，並非反映卵巢內的真正庫存量變少，而是反映能夠製造 AMH 的中小型卵泡徵召數量不足，在這種情況下的 AMH 數值是有可能逆轉上升。

臨床上，我們可以藉由觀察 LH、FSH、AMH 三個數值的高低，來判斷患者是屬於「卵巢早衰」（即真正的卵巢庫存減少），還是「促性腺激素不足導致的性腺功能減退」（即卵巢內濾泡徵召不良）。

當 AMH 偏低而 FSH 偏高（大於 10），表示雖然腦下垂體的刺激訊號增加，但是卵巢卻無法足夠反應，這代表卵巢內能夠被徵召的卵泡真的已經變少了（卵巢庫存減少，訊號增加也召不到卵泡）。

若是 AMH 偏低，同時 FSH 與 LH 也呈現偏低（小於 2）的數值，表示其實是腦下垂體刺激訊號太弱，導致卵巢內的卵泡無法啟動生長，因此呈現出來的 AMH 數值偏低，這部分通常藉由中藥治療可以得到明顯的改善（庫存可能是充足的，但是訊號太弱因此進入發育狀態的卵泡太少）。

子宮內膜異位症——
可能嚴重經痛，影響卵巢功能

Q 陳醫師，我在排卵期時，總是有很嚴重的下腹收縮痛感，經痛也和其他人不同，不是下腹中間脹痛，有時候兩側下腹也會有疼痛感，而且經常在月經來之前幾天就開始有疼痛症狀，也常常在經期快結束時收尾滴滴答答，要快 10 天才能完全乾淨，這是怎麼回事呢？

A 這位患者的經痛模式非常特別，在排卵期之後到月經出血之前就開始有疼痛症狀，而且範圍包含了卵巢所在的下腹兩側區域，因此我認為她的經痛問題可能和卵巢排卵後的腫脹情況有關。而她月經出血收尾點滴難止的情況，可能顯示她的排卵功能受到影響，同時子宮可能也有一些異常，因此安排超音波檢查，果然檢查報告出來，是巧克力囊腫合併輕微的子宮肌腺症。

巧克力囊腫導致她的卵巢在排卵之後比一般人更為腫大，因此造成更嚴重的下腹疼痛，同時巧克力囊腫屬於慢性發炎，會間接影

響卵巢的排卵功能，因此造成月經出血異常。而子宮肌腺症又更加惡化月經出血後的傷口難收、斷續出血現象。

什麼是巧克力囊腫？

巧克力囊腫其實是「子宮內膜異位症」（Endometriosis）的一種類型。是指子宮內膜（子宮腔內壁的一層組織）異位生長，跑到子宮外的其他部位，像是骨盆腔、卵巢、腹膜、膀胱、直腸等位置。這些生長在異位部位的內膜組織，在月經期間依然會受到荷爾蒙的刺激影響，因此也會發生生長、剝落、出血，類似於月經的現象。

但是由於異位的內膜組織無法從陰道排出體外，因此隨著月經週期變化，會引起該生長位置的周圍組織發炎與疼痛。子宮內膜異位症的症狀包括：排卵期及行經期的嚴重疼痛、月經出血量偏多、經前下腹悶脹、嚴重便祕、頻尿或排尿疼痛等。

一般而言，我們會藉由超音波檢查、抽血，來進行子宮內膜異位症的初步診斷。當異位組織發生在卵巢位置，血塊與組織無法排出時，會逐漸形成外觀有點像是巧克力、黑咖啡色的半液體囊腫，因此俗稱為巧克力囊腫。

由於囊腫會形成慢性發炎，同時擠壓到正常的卵巢組織，長時間下來可能會影響卵巢組織及排卵功能。此外，如果巧克力囊腫的體積太大，還可能容易造成骨盆腔、輸卵管周邊沾黏等問題，使受孕機率明顯降低。

巧克力囊腫一定要手術嗎？中醫能治療嗎？

巧克力囊腫是否一定要手術，其實非常因人而異，主要是因為手術過程也可能造成卵巢組織受損，使得卵巢庫存量減少，同時手術後的三年內依然有三成的復發機率。但是根據研究統計，**如果是嚴重巧克力囊腫為主因造成的不孕問題，經手術後的半年內，可以提升自然懷孕與人工受孕的機率。**

因此通常我們需要評估患者的整體情況與備孕規劃，以權衡進行手術的利弊得失。如果不進行手術，西醫大部分會建議長時間使用「可以干擾或暫停排卵」的藥物，來讓身體荷爾蒙減低，減少刺激異位內膜組織的生長，讓其慢慢萎縮吸收。常見藥物有：口服避孕藥、異位寧（Dienogest）、佑汝（Gestrinone）、性腺荷爾蒙刺激素類似劑（GnRH analogs）等。

由於卵巢功能會受到短期抑制，在使用西藥治療的期間（數月至數年），會因為沒有排卵而無法懷孕，如果是短期內有懷孕計畫的患者，需要與醫師仔細討論。若以中醫來說，治療巧克力囊腫所使用的中藥物，大多是以下列兩個中醫理論方向為主：

①活血化瘀——促進周邊組織自然吸收異常的異位組織與血塊。
②清熱利濕——減少局部組織過度發炎，幫助改善發炎組織的周邊水腫充血情形。

臨床觀察下來，**中藥治療大多對於中小型（3 公分以下）的巧克力囊腫效果較佳，有些患者甚至可以在治療數個月之後，讓囊腫完全消失。**然而，中醫的方式並沒辦法保證異位組織永久不再新生或是讓

巨大囊腫完全消失，因此針對中大型以上的巧克力囊腫問題（大於 5 公分），並不建議單獨使用中醫療法治療，通常效果不佳。

由於每個人對於中藥的療效反應程度也會有差別，建議如果僅選擇使用中藥來治療巧克力囊腫，務必也要定期回診婦產科，以追蹤囊腫大小與卵巢功能狀態，確保療效有在預期範圍內，或評估是否需要其他治療並行，以免擔誤治療時間。

巧克力囊腫是一個很複雜的疾病問題，尤其在治療方式的選擇上，會因每個人的情況考量而有很大的不同，中藥、西藥、手術，各有其適合的情況，重點還是在於要與醫師討論，了解自己的需求，才能找出最適合的方式。

巧克力囊腫為何會不斷復發？

針對巧克力囊腫的形成，醫學上認為可能是多種機制共同作用而成。相關的假說有許多，其中又以「經血逆流假說」（Retrograde Menstruation Theory）被認為較可能是造成巧克力囊腫復發的主要原因。即在月經期間，經血夾雜子宮內膜細胞，逆流通過輸卵管進入骨盆腔，而這些細胞在子宮外的其他部位（卵巢、輸卵管、子宮壁、腹膜、膀胱壁、腸壁）附著生長，形成子宮內膜異位症。

以中醫的治療角度而言，需要依照患者月經週期中的不同時間點來進行差異給藥，以達到「幫助異位血塊吸收分解」、「避免經血容易逆流」的目標。在非行經期，給予清熱解毒、散瘀消腫等藥材可幫助囊腫吸收代謝；在接近行經期時，則給予活血行經、散瘀止痛等藥物，來幫助經血快速順利排出，同時減少疼痛。此外，建議患者在 3 至 5 個月內要持續進行追蹤，以確認囊腫是否縮小改善。

高泌乳激素血症——
多種原因所致，會干擾正常排卵

Q 陳醫師，我自從換了工作後壓力增加不少，月經變得不太規則，從以前的 28 至 30 天，延長到現在的 35 至 40 天行經一次。此外，月經量也明顯減少，以前大約都有 4 至 5 天的行經期，最近則只剩下 2 至 3 天的集中出血，而經期結尾的咖啡色血漬又會出現好幾天都收不乾淨。

A 患者的超音波檢查報告顯示，其卵巢與子宮並沒有問題，抽血檢查荷爾蒙也沒有異常，唯一只有泌乳激素出現上升現象，標準值應該落在 25ng/ml 以下，她則是上升到 65ng/ml。因此可以推斷，她的月經週期發生不規則變化，很可能就是與泌乳激素過高有關。

泌乳激素過高會有什麼問題？

　　一般來說，在沒有懷孕、哺乳的情況下抽血檢查泌乳激素，如果數值持續明顯偏高（大於 28ng/ml），便是所謂的高泌乳激素血症。

　　在月經不規則且沒有卵巢異常的育齡婦女當中，大約有 1/3 的患者其實有泌乳激素過高的情況，而許多多囊性卵巢的患者也經常合併泌乳激素上升的問題。嚴重的高泌乳激素可能會有乳漏的症狀，即在非懷孕或哺乳狀態下，乳頭卻有乳汁或分泌物產生。

　　當泌乳激素過高時，會影響下視丘與腦下垂體的排卵訊號（濾泡刺激激素 FSH、黃體生長激素 LH），使卵巢內的卵泡無法正常順利成熟、排出卵子，造成排卵異常、月經不規則，進而導致不孕。

什麼原因會造成「泌乳激素上升」？

　　比較嚴重的泌乳激素過高問題，我們可能會直接觀察到溢乳現象或是好幾個月都沒有月經。然而，如果不是太嚴重的情況下，泌乳激素過高很容易被忽略，許多女性是在有懷孕計畫時才發現有這樣的問題。導致泌乳激素上升有許多可能性，常見原因包括：

生理性因素

　　生理上來說，懷孕期、哺乳期、性行為後、乳房乳頭刺激、飲食狀態、運動強度、睡眠狀態、身心壓力等，都可能影響泌乳激素的上升變化。以非懷孕或哺乳狀態來說，身心壓力與睡眠是最常造成泌乳

激素長期小幅度增加的原因（數值在 30 至 90ng/ml 之間）。

　　包括甲狀腺機能不足、慢性肝腎功能疾病、巨大創傷、接受手術等情況，都可能造成泌乳激素上升。

　　這也是臨床很常見卻被忽略的原因之一，**因此有泌乳激素過高問題時，務必要檢視患者長期服用的藥物內容**。常見的身心科藥物、抗憂鬱藥物、麻醉藥、止痛藥、降血壓藥、抗過敏藥、消化排空藥等，在長期服用或劑量大的情況下，會造成泌乳激素上升。

　　如果泌乳激素的數值長期超過 100ng/ml，同時已經排除上述提到的其他原因時，則需要考慮是否有腦部腫瘤造成壓迫性刺激，導致過量分泌的可能性。

中西醫如何治療「泌乳激素過高」？

　　無論是中西醫治療，都需要先知道是什麼原因導致泌乳激素過高。如果是甲狀腺機能低下引起的泌乳激素上升，應該先治療甲狀腺

問題；如果是因為服用抗焦慮、抗憂鬱、抗組織胺等西藥所引起的，則需要與原處方醫師討論，是否要調整藥物類型；如果是不明原因或是微小腫瘤引起的泌乳激素過高，西藥上會使用「類多巴胺藥物」來治療。

而中醫來說，則會根據個人體質差異，使用中藥調整體質。泌乳激素過高的病理體質以「肝鬱化火」為常見，經常使用疏肝解鬱的中藥材合併具有退乳效果的「麥芽」，來合併作為治療使用（麥芽因含有麥角胺、維生素 B_6、生物鹼等成分，有調節泌乳激素的作用）。

但是如果患者合併有甲狀腺機能低下或是多囊性卵巢問題，則可能形成複合型體質，除了肝鬱之外，合併腎虛、血虛、氣虛、痰濕等其他體質變化，如此在治療用藥上就需要考慮更多細節。

更進一步來說，很多月經失調或不易懷孕，檢查後發現泌乳激素過高的患者，往往並非只有泌乳激素過高的問題。排卵時間不準時、卵巢反應較慢、卵泡品質不良、黃體素與高溫期不足等，這些都是治療泌乳激素過高時，也需要同時注意的部分。

甲狀腺功能不足——
疲勞、月經亂，進而影響身體機能

Q 陳醫師，因為我好像一直在變胖但是又想要備孕，所以婦產科幫
我檢查了甲狀腺相關的數值，結果說我好像有甲狀腺功能低下，
推測就是這個原因才導致我的月經週期比一般人長、經期後段收
尾收不乾淨，然後也會比較容易變胖，想請問是什麼原因導致我
的甲狀腺功能低下呢？

A 這位患者的月經週期大約落在 35 天左右，但常在行經期後段出
現滴滴答答、收不乾淨的情況。她的抽血報告上顯示：甲狀腺相
關的數值呈現 TSH 過高、T4 過低，同時與「免疫性甲狀腺機能
低下」有關的「甲狀腺過氧化酶 - 抗體（Anti-TPO Ab）」也過
高。這表示她很有可能是自體免疫造成甲狀腺素分泌不足，也就
是大家常聽到的「橋本氏甲狀腺炎」。

「橋本氏甲狀腺炎」好發於女性，易造成月經失調

以這位患者的情況來說，有所謂甲狀腺素不足的問題（T4 過低），也就是甲狀腺功能低下（Hypothyroidism）。同時她的甲狀腺過氧化酶—抗體（Anti-TPOAb）過高，這種抗體會干擾甲狀腺製造甲狀腺素的過程，導致甲狀腺素分泌不足，最後形成甲狀腺素低下。

這種免疫性甲狀腺機能低下的情況，又被稱為橋本氏甲狀腺炎（Hashimoto's thyroiditis）。橋本氏甲狀腺炎最常發生在 30 至 50 歲的女性族群，在患病初期可能沒有明顯症狀，但隨著抗體上升、甲狀腺慢性發炎，甲狀腺會漸漸腫大形成不會疼痛的甲狀腺腫（即大脖子症，又稱 goiter）。

在橋本氏甲狀腺炎的患者身上，有時候不只是甲狀腺過氧化酶 - 抗體（Anti-TPOAb）上升，人體免疫系統也會偏向發炎的狀態，再加上橋本氏甲狀腺炎是屬於複雜的自體免疫問題，目前還沒辦法完全知道患病的完整原因。但是部分已知可能相關的發病因素，像是：碘攝取過高（長期食用大量海鮮）、硒攝取缺乏、免疫或發炎性疾病誘發、部分藥物引發、長期巨大身心壓力等，這些條件可能會誘使具有橋本氏病基因的易感人群發病。

此外，橋本氏甲狀腺炎的女性患者，經常會發現自己的月經不太規律，或是月經週期偏長（35 至 40 天週期），甚至有些人會合併多囊性卵巢問題。這是因為當甲狀腺機能不足時，比較容易出現排卵失調，若長期惡化便有機會造成多囊性卵巢。

甲狀腺素不足會影響排卵及懷孕

不只是橋本氏甲狀腺炎,當有任何其他原因導致甲狀腺素分泌不足時,都會影響身體各種機能,造成疲倦、怕冷、消化不良、容易水腫等情況。以女性來說,更會影響卵泡發育與排卵,造成月經出血異常,同時減低成功懷孕的機率。**如果孕婦的甲狀腺素不足,更有可能引發早產與流產風險。**

一般來說,造成甲狀腺功能不足的問題發生位置,可以依照刺激甲狀腺素製造的訊號傳遞鏈,進而分成三個層次來討論:腦部的「下視丘」、「腦下垂體」以及頸部的「甲狀腺」三個部位。只要這個部位之一的環節出了問題,就可能造成甲狀腺素的產量濃度不足,進而影響身體機能,其中也包含了排卵與月經失調。

當甲狀腺低下時,中醫如何治療?

首先,需要找出是哪種原因造成的「甲狀腺低下」,如果是甲狀腺素嚴重分泌不足,則建議先在西醫處方下補充「昂特欣」(甲狀腺素)。

下視丘、腦下垂體造成的甲狀腺低下,通常較少見,但也比較複雜嚴重,需要進一步詳細檢查評估(確認是否有長腫瘤、腦部受損等)。以本篇開頭提到的患者情況,她是屬於自體免疫攻擊所導致的甲狀腺機能減退(橋本氏甲狀腺炎),在中醫的診斷上,可能觀察到「陰虛火旺」、「肝鬱氣滯」、「心火亢盛」等體質類型。

因此,用藥上可以先從改善免疫亢進開始,以減少免疫系統過度

影響甲狀腺功能的情況。同時進行追蹤觀察，如果後續檢驗甲狀腺功能的相關數值都恢復到標準內，則不一定需要長期補充甲狀腺素，月經問題也能獲得改善。

TIP

甲狀腺異常時，也會影響體質

門診曾有一位患者，因為長期工作壓力大加上睡眠作息失調，體重在出社會後逐年上升，同時她因為備孕許久未果，詳細檢查才發現自己有多囊性卵巢問題。

她的甲狀腺相關數值如下：T4（甲狀腺素）：0.94（偏低）、TSH（甲狀腺刺激激素）：5.79（過高）、Anti-TPO（甲狀腺過氧化酶抗體）：144（過高）。因為她的 Anti-TPO 數值過高，同時甲狀腺素也有分泌不足的現象，因此可以判定是屬於「免疫型甲狀腺功能低下」，也就是因為免疫系統干擾甲狀腺素的製造過程，導致甲狀腺素的產量不足。

經過詳細診斷，由於長期的高壓與睡眠不足，她的體質變成「陰虛火旺」的狀態，以中醫的體質分類來說，容易讓身體形成慢性發炎，推測是因為如此，才導致她的免疫機能亢進，干擾甲狀腺素的製造生成，最終導致甲狀腺素偏低且不足。

當甲狀腺素分泌不足，卵巢的排卵功能便會受到影響而無法準時排卵，長期下來就可能演變形成多囊性卵巢問題，她也因此不易受孕。經過一段時間的中藥治療，首先改善陰虛火旺體質，再幫助甲狀腺機能恢復，同時矯正排卵失調問題，後續她便順利的成功懷孕。

睡眠及作息失調——
間接影響排卵，使月經不規律

Q　陳醫師，自從我進入醫院工作之後，因為要輪班，經常睡眠不足，工作一段時間之後月經就開始遲到，或是斷續出血停不下來。到了這幾年，甚至變成不催經就不會來。因為本身也想備孕，所以有先去檢查相關的荷爾蒙，結果發現自己好像是有點嚴重的多囊性卵巢，想請問我應該怎麼治療改善呢？

A　看了一下她的抽血數值如下：LH 為 19、FSH 為 6.6、AMH 為 10.3。雖然體重標準，但是抽血數值卻偏向典型多囊性卵巢症候群（PCOS）。臨床上，我們有時會見到一些體重標準甚至偏瘦的女性，因為日夜顛倒、作息失調，或是有嚴重睡眠障礙（難入眠、中斷醒、多夢早醒），導致排卵失調、月經不規律的情況。同時，她們的抽血數值也偏向所謂的典型多囊性卵巢症候群：即月經第 3 至 5 天的抽血數值中，LH 及 FSH 的比值超過 2 倍，同時 AMH 數值大於 6 以上。這是因為睡眠週期與生理時鐘會明顯影響

內分泌系統運作，進而造成與排卵相關的荷爾蒙訊號分泌異常。

為什麼睡眠差、作息失調，會影響排卵？

睡眠及作息問題是如何影響排卵？我們應該要拆分成兩個部分討論：①作息失調，日夜顛倒的影響；②是否能有充足的夜間睡眠。

首先是「作息失調，日夜顛倒的影響」。此狀況影響的是「生理時鐘」（Biological clock），又稱為「日夜節律」（Circadian rhythm）。多數人可能沒有特別去了解「日夜節律」對於身體有多重大的影響，其實，它可說是身體一切內分泌的重要指揮官之一。

曾經有過研究顯示，把人長時間關在一個黑暗、不見天日的密室裡，結果發現人體的內分泌變化依然可以維持一定的規律性，這便是生理時鐘。但是當研究人員加入「照射光線」作為變因之後，發現根據每個人的照光時間、方式不同，會發生不同的內分泌改變，進而打亂原本一整天內分泌該有的節奏。

於是我們可以得知，人們的作息之所以跟地球的日夜週期一樣，大致維持日出而作、日落而息，一天 24 小時的型態，關鍵就在於有光線（陽光）的影響。

雖然生理時鐘可以在沒有外界刺激下獨立運作，但是在照射一定量以上的光線，便會對生理時鐘產生「同步化」的效果。例如，夜班工作者如果下班之後照射過多的陽光，大腦便會認為是處於白天的狀態（生理時鐘與外在白天同步化），因此睡眠品質變差，怎麼睡都好像在睡午覺一樣，淺眠易醒、睡不久。

維持日間活動、夜間睡眠的規律性之所以重要，是因為人體的內

分泌在這樣的作息狀態下，才能穩定其濃度變化週期性，也就是所謂的「內分泌日夜節律」。舉例來說，壓力荷爾蒙（皮質醇）在正常日夜分泌狀態下，上午分泌最多、晚間分泌減少。然而如果在日夜顛倒作息的狀態下，整體皮質醇的分泌週期與濃度都會發生改變，進而影響生理機能。

人體中其他大大小小的內分泌也有相似的性質，在白天及晚上具有不同的濃度分泌週期性。**以日夜顛倒來說，影響人體最大的當屬「頻繁變換作息者」，像是醫護人員、輪班工作者，如果更換班別太過頻繁、日夜切換不固定，對身體的影響最為明顯。**

頻繁切換日夜作息，會讓睡眠狀態不穩定，身體還在適應夜間睡眠沒幾天，又突然要換成在白天睡覺，如果長期持續這樣的作息模式，最終便會導致內分泌失調，進而影響女性的排卵功能。

不是有睡就好，睡眠的「時間」也很重要

有些人可能會說，反正有睡覺就好，白天睡或晚上睡有差嗎？就像前文提到的生理時鐘，在「夜間」睡覺其實也是影響生理時鐘很重要的一環。

當人體在白天光亮的環境下睡覺，身體缺乏「夜間睡眠」（無光環境睡眠）時，長時間下來會對身體造成很大的影響。夜間睡眠會影響多種內分泌調控，當缺乏夜間睡眠，身體多項內分泌的濃度不足，分泌時間也會逐漸錯亂，進而影響生理機能。

以大家最常聽到，會影響睡眠品質的「褪黑激素」為例。根據研究，如果睡眠前幾小時照射到過多的光線，睡眠時的褪黑激素分泌濃

度便會明顯下降，導致睡眠品質不佳，甚至難以入眠。這就是為什麼夜班工作者在白天下班後，若暴露在陽光下太長時間，後面想睡也很難熟睡的原因。

因此，夜班工作者若想盡量減少日夜顛倒對身體的傷害，就需要在夜晚工作時，盡量多在光亮環境下，下班後避免照射陽光，盡快準備就寢；白天睡眠時要在全黑無光的房間，同時把睡眠環境溫度降低。這些方式都可以達到重塑生理時鐘，盡量減少其偏移的影響。

身體的內分泌時間性非常重要，當睡眠時間錯亂、睡眠不足、日夜顛倒頻繁，便會間接影響排卵相關的內分泌，導致排卵不準時，甚至是無法排卵，一旦排卵功能受影響，月經自然不可能規律正常。

因睡眠、作息失調導致的月經問題，中醫如何治療？

因作息失調導致的月經問題，可以透過盡量固定睡眠時間、改善睡眠環境（全黑、低溫），及減少日夜輪班的交替頻率等來改善。**如果是因為睡眠失調導致的排卵問題，改善睡眠品質、調整生理時鐘，便是關鍵。**

無法安穩睡眠的原因有很多，可能是心火過旺、肝鬱氣滯、心陰不足、心脾兩虛、心腎不交等各種體質變化所致，在臨床上需要針對個人情況不同來辨證處方。以「心火過旺」來說，通常可以觀察到患者的舌頭呈現鮮紅色，這是黏膜充血甚至輕微發炎的現象，患者也會容易感到「過度亢奮」，睡前思緒跳躍、腦袋無法放空。

「肝鬱氣滯」則大多是來自情緒壓力、容易受到外界影響，進而長期處在緊張焦慮的情況下所導致的睡眠問題，患者大多除了失眠之

外也會有腸胃道症狀，像是胃食道逆流、胃潰瘍、便祕等，同樣因為自律神經失調而伴隨產生的問題。

「心陰不足」則常見於長期睡眠不足、其他慢性疾病、身體長時間的耗損，導致睡眠相關的內分泌與自律神經逐漸失調，無法正常的誘導大腦睡眠，患者容易有口乾舌燥、身體發熱、半夜熱醒、心悸等情況。

「心脾兩虛」同樣來自於身體的慢性耗損所致，可能與思慮過度、飲食不節制、營養不良、久病失調等有關。患者容易出現心悸健忘、淺眠多夢、面色萎黃、消化不良、缺乏食慾、月經失調等情況。

「心腎不交」則是比較特殊的失眠分類，患者除了失眠之外，也可能伴隨頭暈、耳鳴、疲勞渙散、性器官反射神經區（腰薦與下腹部）不適、心悸、盜汗、無法放鬆等，我們可以理解為一種特殊的自律神經失調現象。

短時間內進行多次性行為，竟造成自律神經失調？

古人認為，短時間的過度性行為（房勞）可能會導致如此。以現代醫學來理解，性行為的高潮反應會刺激「交感與副交感神經」，而神經在接受刺激之後需要時間緩衝休息，如果在短時間內進行多次刺激，便有可能產生所謂「心腎不交」的自律神經失調現象。

高皮質醇亂經——
身心壓力所致，會干擾正常排卵

Q 陳醫師，我自從換工作之後，除了工作時間長、工作壓力也很大，這幾年的月經都是 40 至 50 天才來一次，有時甚至會變成兩個月才來一次，而且月經量變很少，可能只有 2 至 3 天就結束了，然後感覺這幾年越來越水腫、變胖，但我平常已刻意吃很清淡，體重卻在幾年內增加了 15 公斤，西醫抽血說我可能是壓力荷爾蒙皮質醇太高，再加上多囊性卵巢的關係才導致月經失調，想請問為什麼會這樣呢？

A 她的抽血報告顯示：皮質醇為 23、LH 為 1.5、FSH 為 5，AMH 則是 9，首先她的皮質醇超出標準些許，而 AMH 數值偏高代表她的卵巢有多囊化現象，但是她的 LH 及 FSH 比值卻小於 1，因此並不是所謂的典型多囊性卵巢症候群。

一般來說，典型的多囊性卵巢（PCOS），最主要會在抽血結果中看到 LH（黃體生長激素）過高的情況，通常是 FSH（濾泡刺激激

素）的 2 至 3 倍以上。以她的報告來說，AMH 數值的確過高（大於 6），表示有卵巢多囊化，存在許多不成熟卵泡的現象。

但是她的 LH 卻比正常情況來得更低，這種情況常在「長期身心壓力過大」的狀態下發生，因此又常被稱為「壓力型多囊」，而她的皮質醇數值超標正說明了這件事情。

當長期身心壓力過大，同時又缺乏足夠的休息時，身體便會產生過量的腎上腺皮質醇（Cortisol），這種荷爾蒙因壓力而生，當分泌量過高時，會干擾下視丘、腦下垂體的內分泌，於是 LH 的分泌受到干擾，導致無法正常排卵而逐漸發生卵巢多囊化的現象。

腎上腺皮質醇分泌量過高時，會影響內分泌

腎上腺皮質醇（Cortisol），是由腎上腺皮質細胞所製造分泌的類固醇激素，在應付壓力中扮演重要角色，故又稱為「壓力荷爾蒙」。這種激素可以幫助調節血糖水平、抑制免疫反應、調節水和電解質平衡，並參與蛋白質、脂肪和碳水化合物的代謝，同時也能調節心血管、內分泌及免疫系統的穩定。

當人體長期處在高度壓力和緊張緊繃的狀態下，可能會導致腎上腺皮質醇的慢性分泌偏多。當皮質醇長期的濃度上升，便有可能影響免疫系統，造成心血管疾病，又或者影響其他內分泌。

女性的排卵與月經也是如此，皮質醇長期偏高時，女性的 LH 可能因此受到干擾抑制，導致腦下垂體與卵巢的訊號反應變弱，干擾正常的排卵週期。本篇的患者便是如此，她的 LH 減低、排卵受到干擾，因此形成多囊性卵巢現象（AMH 上升），進而產生月經延遲問題。

中醫如何改善皮質醇過高的問題？

當皮質醇上升時，需要先找出原因，有可能是腦下垂體腫瘤、腎上腺腫瘤、藥物使用，或其他問題所導致。**但是一般臨床上最常見的輕度皮質醇上升，大多是「慢性身心壓力」所致，導致數值長期逐漸升高。**

我們首先要先排除最嚴重的可能性（像是：腫瘤、特殊疾病），如果確實已經排除其他可能性，壓力導致的皮質醇問題還是要從根本解決。像是，暫時抽離原本工作型態、放慢生活步調、騰出身心放鬆的時間空間，這些都是比較根本的方式。

如果真的無法調整，透過其他的輔助也會有所幫助，像是：精油按摩、天然飲食、減少飲用刺激提神性飲品（咖啡、茶、提神飲料）、改善睡眠。

若以體質來說，皮質醇偏高大多偏向肝鬱化火、心陰不足、心火過旺、濕熱積聚幾種類型。體質根源上也會與患者的情緒穩定性、睡眠品質好壞有很大的關係，因此我們經常會針對患者的體質，以處方藥物來改善其睡眠狀態、加深睡眠深度，搭配放鬆情緒與調節自律神經，透過這幾個面向的治療，最終都能減少皮質醇分泌旺盛的現象。

原來不是多囊性卵巢，而是皮質醇偏高？

臨床上若看到女性患者出現月經失調，且同時伴隨水腫、落髮、多毛、肥胖、高肌肉狀態等「高雄性激素表現」時，我們通常會與典型多囊性卵巢（PCOS）做出聯想。這是因為典型多囊的患者，卵巢可能產生過多的雄性激素，並造成上述現象。

但是，如果是長期處在高皮質醇狀態下的女性，一樣也可能出現類似的症狀，同時也會有像是：血壓偏高、腹部肥胖、容易水腫、粉刺痤瘡、體毛增加、落髮和月經失調等問題。有些患者也會有易怒、焦慮、緊張等情緒變化，或是發生不易入睡、睡眠中斷等情況。

兩者雖然症狀相似，**但是與典型多囊性卵巢（PCOS）最大的差異是在於抽血數值**。如果是皮質醇偏高導致的上述情況，在抽血數值上，LH（黃體生長激素）通常不會偏高反而是正常或偏低，同時皮質醇也會有偏高或是過高的現象，雄性激素則可能是正常或偏低。

另外，皮質醇對於腦下垂體的排卵功能影響，不一定要濃度嚴重超標才會有症狀，許多患者可能皮質醇的數值只是略微上升，但是排卵功能已經明顯受到影響，出現月經延遲或是基礎體溫異常等情況。這時候就需要及早檢視自己的生活型態、身心狀況是否已經超出負荷，否則長期皮質醇的上升對於身體影響會逐漸加重惡化，症狀也會越來越多。

若有多囊性卵巢症候群，可透過中西醫一起治療嗎？

多囊性卵巢最大的風險就是許久沒有月經，子宮內膜長時間只受到雌激素的刺激，而沒有接觸到黃體素轉化，會提高內膜病變的風險。因此西醫對於多囊問題，最常見的治療目標會放在定期代謝子宮內膜，也就是給予避孕藥來維持患者每個月的子宮內膜代謝（所謂的無排卵性藥物月經）。

然而有些患者表示，在經過長時間的避孕藥療程之後，停藥後發現月經依舊十分不規律，甚至有排卵週期拉長、月經更久不來的惡化傾向，這可能是所謂的「避孕藥後閉經」（Post-Pill Amenorrhea），又或者是造成不排卵的根本原因沒有改善，因此無法恢復自然的排卵機能。

多囊患者之所以停止避孕藥療程，大部分都是因為已屆生育年齡，希望恢復排卵功能，卻又發現停用避孕藥後無法恢復自然排卵，甚至月經週期更加延遲惡化，這些都會造成患者更難自然受孕。

如果把治療時間拉長來看，長期依賴避孕藥來產生藥物月經，或許不是治療多囊性卵巢的最理想方式，現今也有許多婦產科醫師的治療觀念改為「如果月經超過 3 個月以上沒來，再用黃體素催經，同時也要積極改善不排卵的原因」，以恢復自然排卵為目標是比較積極的方向。

另一種類型的治療，則是給予降血糖藥物（metformin），來改善患者的胰島素阻抗問題。但實際在臨床上會發現，這種療法並非對所有人都有效果，**原因在於並不是所有的多囊患者都是胰島素阻抗所導致**，這只是其中一部分可能的原因而已。

許多人吃了降血糖藥物，卻只得到腸胃不適的副作用，結果月經還是不來，因此建議在使用降血糖藥物治療前，不妨先檢查自己是否有胰島素阻抗，若抽血檢查胰素阻抗指數（HOMA-IR）大於 2，表示有明顯胰島素阻抗情況，服用降血糖藥物的療效可能比較理想。

西醫的最後一種治療則是使用排卵藥（clomiphene 或 letrozole），直接誘導排卵發生。排卵藥的原理是，間接促進腦下垂體分泌大量 LH（黃體生長激素）與 FSH（濾泡刺激激素）來促使卵泡發育排卵。部分多囊患者的 LH 數值嚴重過高，或是 LH 及 FSH 的分泌比例過度失衡，又或者是卵巢反應不良，排卵藥不一定能完全發揮效果。同時目前研究也認為，不宜長期連續服用排卵藥（即超過 6 個月，或作為慢性治療藥物），只建議作為暫時性用藥使用。

中西醫治療方式不同，並行、分階段進行等都是方法

至於中醫的角度，是從患者的各種身體、生理角度剖析切入，依照不同的身體狀態、症狀表現，再分類成不同的病因體質。同時從各方面改善患者的生理狀態，讓身體自然恢復成容易排卵的情況，這是屬於「自然誘導排卵」的治療方式。

舉例來說，如果是嚴重睡眠失調，導致自律神經與腦下垂體分泌失調的患者，中醫可以藉由改善睡眠，間接達到調節排卵內分泌的效果。從遠一點的角度來看，改善睡眠失調、平衡自律神經的穩定後，月經也就恢復正常了，這部分的治療思維與西醫有明顯的不同之處。

在多囊的臨床治療上，並非是只用中藥或西藥治療對患者最好，很多時候因為療程階段性的需求不同，我們會建議患者在不同階段進行不同的搭配治療。以嚴重無排卵患者的情況來說，中藥扮演的角色在於幫助患者逐漸恢復排卵機能，西藥黃體素則能作為輔助，在超過 3 個月依然無法行經時進行催經，避免子宮內膜過度增生。又或者，對有些患者來說，中西藥並用下的治療成果明顯大於單一療法，那麼並行治療其實也無不可。

如何治療因各種因素惡化而不排卵的多囊？

除了月經不規律、荷爾蒙失調所導致的多囊問題，還有許多內、外在因素會造成卵巢不排卵，進而發生惡化，如體重過高干擾卵巢運作等。

中醫有許多方法可以直接改善外在造成的排卵不正常原因，並針對個人體質進行差異化治療，像是：

- 體重過高導致的多囊，可以藉由提升代謝、增進飽足感等，來幫助減重。
- 失眠影響排卵的患者，可藉由養心安神的藥材來輔助睡眠品質，調整排卵功能。

建議女性若在 35 歲之前
就發現自己的卵巢庫存（AMH）
已不如同齡人的狀態，
一定要及早進行未來的生育規劃，
並且開始調理身體、改善生活作息與減少壓力，
避免卵巢功能衰退太快。

第四章

如何養出好卵子？
5 大習慣最重要

所謂的養好卵，

其實不光只是要顧好「卵子品質」，

而且要兼顧整個「排卵過程的品質」，

這會直接影響成功受孕的機率，

其中包含了兩個部分：

卵泡發育過程、排出卵子品質。

這兩者會受到包括生理、

心理、環境等多方面的影響，

正因如此，透過本章的 5 大好習慣，

能幫助妳更快達成目標。

排卵品質差，
可能和這些問題有關！

　　所謂的養好卵，其實不光只是要顧好「卵子品質」，而且要兼顧整個「排卵過程的品質」，這會直接影響成功受孕的機率，其中包含了兩個部分：卵泡發育過程、排出卵子品質。這兩者會受到包括生理、心理、環境等多方面的影響，接下來，我們就依重要順序，分別解釋這些影響因素。

① 年齡與卵巢庫存

　　年齡是影響卵泡、卵子品質的最重要因素。隨著年齡增長，女性的卵巢功能會逐漸衰退，卵子的品質和數量也會相應降低。

　　年齡影響卵泡品質可分成兩部分來談，第一是隨著年齡老化，卵泡中的卵子在減數分裂的過程中更容易發生錯誤，導致這些卵子即便受精也可能無法持續發育，無法著床或是流產。

第二則是因為卵泡中的多種化學成分在協調的相互作用下，能夠調節卵巢荷爾蒙的分泌，並影響卵子的發育和成熟。當 AMH 嚴重過低、FSH 上升過高的時候，正意味著卵泡庫存量明顯減少，會導致排卵週期加速，同時影響排出卵子的品質。

隨著年齡增長、卵子庫存數量的減少，卵子的品質也會下降，特別是在 35 歲之後更是明顯，又或是有卵巢早衰，卵子庫存量在年輕時就提早減少的女性也需特別注意。臨床上造成卵巢早衰的常見原因有幾種可能：

- 卵巢異常：巧克力囊腫、各種嚴重或大型腫瘤，造成正常卵巢組織壓迫，長年下來可能影響卵巢功能、減少 AMH。
- 遺傳因素：有些女性的卵巢早衰可能與遺傳因素有關。某些特定的基因突變或染色體異常，可能導致卵巢早衰。
- 免疫疾病：有些自體免疫疾病可能攻擊卵巢組織，導致功能衰退。
- 醫療治療：某些治療可能影響卵巢功能，例如化療或放射治療。此外，部分手術也可能有影響，像是卵巢切除手術。
- 環境因素：暴露於某些化學物質或輻射中，可能導致卵巢早衰。
- 病毒感染：有些研究表明，某些病毒感染可能與卵巢早衰有關。
- 其他原因：部分研究指出，卵巢庫存提早衰竭，可能與長時間處於高壓環境、嚴重缺乏睡眠等因素相關。

② 月經與排卵穩定

在前文曾提過，月經是否規律，背後隱藏的意義在於每個月是否都有「正常且規律的排卵」。當排卵不規律時，卵巢內的狀態便可能發

生變化，卵巢所產生的多種內分泌比例也會發生改變，像是雄性激素上升、雌激素不足等情形，便有可能間接影響排卵品質及受孕機率。

古代中醫沒有先進的醫療方式去檢測排卵品質，便是由觀測患者月經的各種變化，配合個人體質呈現的差異，去反向推理體質失衡、造成不孕的原因。現今來看，這樣的方式雖然無法完全排除造成不易受孕或卵子品質的所有問題，但至少能找出在順序上應該優先排除的問題，像是：排卵功能異常、子宮內膜狀態不良等。其他如免疫、染色體、遺傳疾病等微觀性問題，則需仰賴現代醫學來進行排除。

③ 疾病與機能失調

有許多疾病可能會造成卵巢受損或是干擾排卵，間接影響卵泡、卵子品質，包括：

- 下視丘與腦下垂體功能失調：像是所謂的下視丘性無月經現象（Functional Hypothalamic Amenorrhea，簡稱 FHA），或是長期性的壓力過大、睡眠作息失調，影響下視丘或腦下垂體的自然運作規律，導致卵巢無法接受正常的訊號刺激、進而無法排卵，長年累月下來可能會導致卵巢內的卵泡逐漸萎縮、庫存下降，同時排卵品質也會明顯變差。

- 染色體異常：先天性染色體疾病，像是：透納氏症候群（Turners syndrome），可能導致卵巢發育不良、造成功能不正常；X 染色體脆折症（Fragile X syndrome）有較高的機率會發生卵巢早衰或排卵功能失調的問題。

- 自體免疫性疾病：像紅斑性狼瘡（SLE）或類風濕性關節炎（RA），當這些自體免疫疾病症狀嚴重、身體發炎反應明顯時，有可能誘發免疫細胞攻擊卵巢，導致卵巢功能受到影響。

其他如同第三章談到的多囊性卵巢症候群、子宮內膜異位症、早發性卵巢功能衰退、甲狀腺疾病及高泌乳激素血症等，也是常見原因。女性的排卵功能其實十分敏感，除了疾病外，身體的一些常態性機能、嚴重過敏、慢性發炎、體力是否良好、精神情緒狀態是否穩定等，這些都有可能「間接性」影響到正常的排卵功能，導致月經不規則、延遲、經量變化。

偶發性的月經失調只要能夠自然恢復都不會有大礙，**如果月經長期性不斷失調，則需警覺是否有一些持續性的原因干擾排卵，影響卵泡發育與排出卵子品質。**

④ 壓力與睡眠作息

當身體處於壓力狀態時，大腦的下視丘會釋放促腎上腺皮質激素（CRH），它能夠刺激腎上腺體釋放皮質醇（Cortisol），進而調節身體面對壓力時的生理反應。長時間的壓力狀態會導致身體持續釋放皮質醇，長期下來會對女性的排卵與月經造成影響。

若長期睡眠作息失調，也會造成身體虛弱、內分泌失調、生理時鐘紊亂、身體慢性發炎，進而間接影響到排卵功能與長期的卵泡品質。尤其是已經有卵巢功能衰退、卵子庫存量下降的患者，長期的巨大身心壓力、睡眠不足問題，可能會加速惡化卵巢功能。

⑤ 環境與飲食因素

環境荷爾蒙又稱為內分泌干擾物質（EDCs），如果長期大量接觸，有可能會干擾人體荷爾蒙的作用，影響內分泌系統的正常運作，便可能間接影響女性的月經週期和排卵，甚至有些物質已被證實會直接影響正常卵泡數量。

像是常見於化妝品中作為防腐劑成分的「對羥基苯甲酸酯」（Parabens）、常見於食品塑膠容器中的「雙酚 A」（Bisphenol A，簡稱 BPA）。如果長期過度接觸，可能會降低女性卵巢的空腔濾泡數量（Antral Follicle Count，簡稱 AFC），進而造成卵子品質和數量受到影響。

由於這些化學物質廣泛存於環境中，可能透過飲食、呼吸、皮膚接觸等途徑吸收，要完全避免接觸恐怕非常困難。但是我們依然可以透過選擇不含化學物質的產品、吃有機食物、避免加工食品、避免塑膠包裝的加熱食物等方式，盡量減少接觸化學物質，避免受到影響。

此外，包括吸菸和酗酒習慣也是影響因素之一，無論是一手或二手菸都是有害物質，會造成卵泡中的顆粒細胞死亡，卵子成長與品質便會受到影響。過度酗酒也可能會干擾正常排卵週期，長期下來也會影響卵泡品質。

飲食營養方面來說，營養不均衡的飲食可能會影響卵子的發育和排卵。飲食熱量過高、過低，其實都會影響排卵功能。長期熱量過高會導致肥胖，可能增加多囊性卵巢的機率；但熱量過低、劇烈節食，則會導致下視丘功能失調，形成無排卵、卵泡減少的情況。

少吃添加物，營養也要均衡

　　在養卵過程中，飲食的重要性不容忽視，必須提供身體維持生理機能所需的各種營養素，才能達到營養均衡，也是打造健康身心的關鍵。透過科學合理的安排飲食，可以確保身體獲得足夠的營養素，幫助卵巢功能和維持健康的生殖系統。

　　很多人會在門診詢問：「陳醫師，是不是說不好的食物，就完全不能吃？」**其實我們經常說的「建議多吃」或「建議少吃」，指的都是大方向飲食觀念**，例如：建議減少麵食來當作正餐，這是因為它的營養不均衡（高澱粉、少蛋白質與蔬菜纖維）。但並不是說完全不能吃麵，而是要偶爾為之，一週內若吃了一至兩次麵食無妨，若天天都只吃麵可能就不太合適。

怎麼吃，才算是營養均衡？

　　適當的飲食組合是實現營養均衡的關鍵，在網路上其實都能找到

「每日飲食營養建議」等資料，這裡就不再詳述，但大家的問題往往是在於「不小心踩到健康誤區」、「正確習慣不易養成」，提供幾個建議如下，方便大家慎選飲食。

① 減少精緻澱粉攝取

並不是要大家完全不要吃澱粉，也不鼓勵只採用極低碳或生酮飲食，長期下來易造成嚴重營養不均，影響身體機能。只是現代人太容易取得精緻高澱粉含量食物，如果在不刻意去想「要吃什麼食物」的情況下，外食幾乎八成都是高碳水化合物，包括：各種麵食、水餃、三明治、漢堡、蛋餅等。因此我們需要反向思考，每一餐進食都刻意優先選擇「非精緻澱粉食物」，之後的進食順位才是留給澱粉類食物，像是：早餐刻意吃雞蛋、豆漿、肉品、蔬果，午餐、晚餐則先優先挑選可以吃到蔬菜和肉類的餐點。

② 避免過量高糖水果

現今水果容易取得，許多品種經改良後又甜又好吃，有些人甚至會以水果代替正餐，但要注意的是，水果的糖分都不低，不小心就會攝取過量。以最容易取得的香蕉來說，一根香蕉大約有 130 卡的熱量，內含 15 至 20 克的糖分，然而蛋白質卻只有 2 克左右，因此屬於高碳水食物。

如果是以前的「一日三水果」觀念，可能會不小心在攝取營養素的同時也吃到過多糖分，建議可以改以蔬菜肉品或是刻意選擇低糖

分、低升糖指數、高酸度的水果類型，如：芭樂、小番茄、奇異果、藍莓、櫻桃等，來補足必要的營養維生素。

③ 優先吃蔬菜跟肉類

蔬菜跟肉品以現今飲食來說，除非刻意去攝取，否則很容易被忽略。舉例來說，外食便當大多三口菜，然而要保持健康身體，每日的蔬菜量至少是它的 3 至 5 倍。蛋白質也是如此，至少需要到攝取一般便當的 1.5 至 2 倍，肉品分量才達到一日營養標準。因此建議大家用餐時，要先注意能否充分攝取蔬菜及肉類（蛋白質）。

④ 避免飲食時間混亂

「定餐、定時、定量」非常重要，因工作忙碌，許多人的進食時間不固定，或習慣在餐間進食、吃零食。正餐進食不規律，會讓消化系統的運作不穩定，易引發胃潰瘍、胃食道逆流、便祕及腸躁症等。

有些人會說自己只吃三餐，但其實沒算到下午嘴饞吃的零食、晚餐後吃的水果，這些都是容易忽略的誤區。餐間進食的壞習慣，會導致在不自覺中熱量超標，有時甚至超過正餐。此外，頻繁在餐間進食也會干擾消化與內分泌系統，讓胃酸分泌錯亂，導致血糖不易控制與容易囤積脂肪。

⑤ 注意食品營養標示

很多人在吃東西時不會特別注意營養標示，事實上留意營養成分比例就像在記帳一樣，不要再「憑感覺挑食物」，是踏上健康飲食的第一步。舉例來說，上班族為了方便在超商買鮪魚御飯糰、一根香蕉、一顆茶葉蛋、700 毫升無糖鮮奶茶當午餐，看似什麼都吃到，也刻意避開甜食，但實際上的營養比例可能如下：

食物	鮪魚御飯糰	香蕉	茶葉蛋	無糖鮮奶茶 700cc	合計
熱量	約 180 大卡	約 130 大卡	約 75 大卡	約 220 大卡	605 大卡
營養成分	碳水 34g 蛋白質 6g 脂肪 4g	碳水 30g 蛋白質 2g 脂肪 0g	碳水 1.5g 蛋白質 6g 脂肪 5g	碳水 30g 蛋白質 5g 脂肪 5g	碳水 95.5g 蛋白質 19g 脂肪 14g
缺點	● 碳水比例過高，不利於體重及血糖控制。 ● 蛋白質過少，長期下來容易流失肌肉。 ● 缺乏纖維質，長時間影響消化與排便。 ● 微量元素、維生素不足，影響內分泌。				
建議	上述餐點的碳水：蛋白質：脂肪為 5：1：0.7，是典型碳水比例過高的飲食，比較理想的飲食營養比，建議落在碳水：蛋白質：脂肪為 4：4：2 或 3：5：2。此外，蔬菜纖維量要另外計算，通常建議一天至少要吃到一個大碗公或三個拳頭大的熟蔬菜。				

⑥ 減少食用加工食品

　　加工食品為了好吃、方便保存，常含有高鈉、高糖和高油脂成分。同時部分加工食品可能含有環境荷爾蒙，長時間大量食用會對健康產生負面影響、擾亂體內內分泌機能的運作。若長時間大量接觸，可能影響小朋友的發育生長或生殖功能，像是常聽到的兒童性早熟或是女性月經失調、男性精蟲問題，甚至造成不孕等諸多情況。

　　添加在食物中的人工防腐劑也要留意，可能加速細胞組織的老化，或是造成人體免疫系統失調。門診就曾遇到患者只要吃到肉乾、魚絲、辣條之類的加工食品，沒多久就開始長濕疹，這些都是加工食品成分間接影響免疫系統的證據。

　　上述內容雖然都是一些老生常談，但長期外食，最容易忽略的就是營養均衡。短時間的營養不均可能看不到什麼太大問題，但是長時間下來，缺乏纖維導致腸道不健康、蛋白質攝取不足使肌肉量下降等，許多問題都會浮現，更別提養卵所需要的各種微量元素與營養素都可能明顯缺乏。

調經、養卵、備孕都需要營養，這樣補充最好

　　營養不均衡對於養卵來說，會有巨大的影響，長期缺乏某些營養素，可能會加重疲勞症狀、身體發炎、睡眠失調，間接影響排卵的正常過程，進而影響卵子品質。因此，不論是想要調經、養卵或備孕的女性朋友，都建議要均衡攝取充足的優質營養素。

鐵——預防貧血，維持好氣色

是製造紅血球的重要營養素，由於女性每個月都會因月經出血，當造血不足、貧血發生時，就容易頭暈、氣色差，甚至影響免疫系統、睡眠及月經狀況。每日建議攝取量為 18 毫克，可從各種肉類（牛肉更好）、內臟類、深綠色蔬菜、豆穀類及堅果中攝取。

鈣——調經、備孕都需要，女性從年輕時就可補充

有助於骨骼和牙齒的健康，由於女性有較高的骨質疏鬆風險，因此建議從年輕時就要補充。此外，補充鈣質也可以改善月經期間的痙攣性經痛、情緒過度起伏波動等情況，也有助於改善睡眠品質，對於調理月經及備孕來說都十分重要。

女性每日建議的攝取量為 1000 毫克，可以從奶製品、堅果、深綠色蔬菜（菠菜、羽衣甘藍）中獲取，也可以透過鈣片補充。

鎂——有效改善經前症候群，維持睡眠品質

可幫助改善經前症候群的不適症狀，像是脹氣、情緒抑鬱、頭痛和乳房疼痛感，尤其是平常容易緊張焦慮，總是睡不好的女性更可適量補充。每日建議攝取量為 320 毫克，可以從全穀物、堅果、種子和綠色蔬菜中獲取，也可以購買「鈣鎂片」補充，在睡前服用有助於睡眠穩定。

鋅——能提升卵子品質，適合備孕女性

有助於免疫系統和新陳代謝的正常運作，女性若有備孕需求，服用鋅有助於卵泡成熟、提升卵子品質，對於受精卵、胎兒的發育也有幫助。每日建議攝取量為 8 毫克，可透過食用蝦蟹、貝類海鮮、南瓜籽、牛肉等來補充。

肌醇（維生素 B₈）——幫助養卵好朋友，容易流失需每日補充

肌醇和葉酸都是水溶性維生素，會隨著人體代謝流失，因此無法長期保存在體內，需要天天補充。**肌醇可以幫助卵泡的發育生長，對於多囊性卵巢患者有很好的助益**。一般常見幫助改善排卵品質的肌醇有兩種：肌肌醇（Myo-inositol）、右旋肌醇（D-Chiro-inositol）。

其中肌肌醇的功效在於幫助 FSH（濾泡刺激激素）的作用效果，有助於卵泡發育；右旋肌醇則是和卵巢產生雄性激素的過程有關。兩種肌醇在人體內的比例需適當，才能發揮最佳效果，目前研究認為，若想額外補充肌醇營養品，肌肌醇和右旋肌醇的補充比例約為 40：1，效益較佳。

女性的每日建議攝取劑量為 500 至 1000mg，而多囊性卵巢患者、體型肥胖者，建議可補充至 2000mg。一般食物中以全穀類、高麗菜、地瓜、豌豆、柑橘類、內臟類中的含量較為豐富。

有助於提升卵子品質及卵泡成熟，也能幫助後續受精卵、胎兒神經系統發育，是懷孕前後不可或缺的營養素。備孕期間，女性應每天補充 400 微克的葉酸。在懷孕的前三個月，建議將葉酸的攝取量增加至每天 600 微克，進入第二及第三孕期之後，每日的葉酸攝取量仍應維持在 600 微克。葉酸一般可從菠菜、綠花椰菜、蘆筍、豆類、全穀物和柑橘類水果中獲取，也可以額外透過營養品補充。

維生素 D ——內分泌穩定、抗發炎效果、備孕懷孕都靠它，多吃魚類可補充

維生素 D 包括大眾熟知的 D2 和 D3，兩者的差異在於攝取來源的不同，但在人體內都必須再被代謝轉化成「活性維生素 D」來使用，因此補充 D2 與 D3 其實對於人體都有幫助。

嚴重缺乏維生素 D 時，可能會造成排卵相關的內分泌失調、多囊性卵巢症候群。當攝取足夠的維生素 D 時，有助於提升懷孕機率，因為其對於維持卵巢健康、幫助胚胎著床以及正常妊娠的環節中，都扮演重要的角色。

女性每日建議攝取量為 15 微克（600IU），可以從多曬太陽、食用富含油脂的魚類、奶、蛋、五穀雜糧中獲取。**一般補充維生素 D 時，建議選擇「非活性的 D2 或 D3」，自行補充「活性維生素 D」可能會造成血鈣異常的問題。**

蛋白質——能幫助卵泡發育，可從雞肉、魚及蛋中補充

是組成人體細胞組織及卵泡的必需原料，充足的蛋白質能幫助卵泡順利發育。女性每日建議攝取量大約為 50 至 60 克，也就是三份雞胸肉的分量，或是二至三份主食。建議補充的蛋白質種類，可選擇胺基酸比例、含量與人體接近的類型，更能完整被身體吸收利用，像是雞肉、魚肉、雞蛋、牛奶及豆類。

輔酶（Q_{10}）——可減少自由基的傷害，維持卵子健康

當身體老化或慢性發炎時，都可能產生過多的自由基，引起氧化壓力，並對卵泡產生傷害，使卵泡無法順利發育成熟，或是導致卵子品質不佳。Q_{10} 能減少自由基對於卵泡的傷害，有助於卵泡成熟，維持卵子健康。因此，**AMH 偏低的女性朋友建議可以適量補充 Q_{10}，來減少卵巢受到的自由基傷害，有效維持卵巢庫存。**

女性每日建議攝取量未有統一標準，一般建議補充範圍在 30 至 200 毫克之間，可以從內臟類、海洋魚類、堅果、深綠色蔬菜、水果、雞蛋及穀物中補充。

DHEA ——需經由醫師評估，不可自行補充

全名為「脫氫異雄固酮」（dyhydroe-piandrosterone），是由人體腎上腺所製造產生的固醇類荷爾蒙，能作為原料，再延伸轉化成其他雄性、雌性荷爾蒙（包括睪固酮和雌激素）。自然的 DHEA 在人體成

年時達到頂峰值，然後隨著年齡的增長慢慢下降，其作用包括強化肌肉、幫助產生性荷爾蒙、維持礦物質平衡、擴張血管、延緩老化等。臨床上，有時會使用在卵巢功能衰退老化的患者身上。

然而要特別注意的是，DHEA 是荷爾蒙的原料，所以當人體製造荷爾蒙的機制失衡時，自行補充 DHEA 反而可能造成內分泌失調。例如：多囊性卵巢患者不建議自行補充，否則可能使雄性激素過高、臉部皮膚出油、體毛增加、痤瘡長痘等。若想服用 DHEA，一定要經醫師評估，有特別需要、符合體質才能進行補充。

> Omega-3 脂肪酸——可調節女性荷爾蒙，魚類、堅果及海藻均含有該成分

其實是指一系列的脂肪酸，主要包括三種常見類型：α-亞麻酸（ALA）、非洲魚油酸（EPA），及二十二碳六烯酸（DHA）。有研究顯示，Omega-3 能幫助改善卵巢功能和調節女性荷爾蒙，同時因具有抗發炎效果，有助於減輕經痛。若以備孕來說，Omega-3 能幫助妊娠早期胚胎的神經系統發育。女性建議每日攝取量約為 1000 至 1500mg，一週可以食用一至兩次深海魚來補充，鮭魚、鱈魚、鰹魚、鯖魚和沙丁魚都不錯，另外豆類、堅果類、亞麻籽、奇亞籽、核桃、燕麥，及全穀類、海藻和海草等也可補充。

透過適當的飲食規劃與食材選擇，我們可以讓身體的各種生理機能協調平衡，進而打造出更佳的養卵環境。

補充天然藥膳，強化基礎體質

　　古時候，人們將藥物和食物結合，創造出一系列中藥膳，既滿足口腹之慾，又起到了治療和預防疾病的作用。在《黃帝內經》、《神農本草經》等經典中，就有許多關於中藥膳的記載。中醫常說藥食同源，如果以廣泛的定義來說，飲食與營養學本來也就是屬於醫學的一個環節，甚至可說是醫學的起源也不為過。

　　以藥膳補養的概念來說，各種食材裡含有不同的營養成分或藥物化學性質，這些成分對於人體的各種生理機能會產生大大小小的影響，這也就是所謂的「食補」，即透過吃東西來調理身體的概念。

　　那麼，食補所使用的中藥材，和臨床治療用的中藥材差異在哪裡呢？我們一般會將中藥材依照不同的使用目的區分，像是依照古籍分類上、中、下品藥材，又或者是藥化性質、藥性強烈的中藥材作為藥物使用，而藥化性質比較薄弱、適合長期服用的中藥材，則可以作為食品的內容輔助搭配。

　　又或者是同一種中藥材，但是藉由給予的劑量與濃度不同，來產

生不同的藥理性質、作為不同目的使用，也就是所謂「藥食同用」的情況。它們可以被當作治療疾病的藥物使用，也能夠作為食品、營養補充品的概念，以輔助飲食保健。

像是人參、黨參、當歸等幾種大家比較耳熟能詳的中藥材，在臨床上我們會加大使用劑量，搭配其他藥材來達到治病的效果；在藥膳搭配中則可以少量使用，配合不同食材引出藥膳的補益健體功效。更簡單來說，在當歸羊肉湯及四物湯中，雖然都有使用到當歸，但是兩者給予的當歸劑量其實完全不同，產生的效果自然也不同。

以養卵、調理月經來說，食補能達到不錯的效果，接下來就提供五道中藥食膳，有湯品也有茶飲，作法簡單，在家就可自行準備。

安神益孕棗麥粥

吃法 平時可作為晚餐主食

此粥品可在晚餐時段服用，有安神益孕的功效，主要是藉由調理神經衰弱失調、改善失眠問題來幫助備孕。許多備孕女性容易焦慮緊張、難以放鬆，或是長期壓力過大、睡眠不佳，也會導致排卵失調、不易受孕。

食材 白米 50 克、小麥 1 兩
藥材 紅棗 15 顆、龍眼肉 5 錢、蓮子 3 錢、酸棗仁 5 錢
調味料 砂糖適量

作法

1. 將所有的藥材清洗乾淨，紅棗去核，蓮子去心，酸棗仁敲碎後裝入茶袋中備用。

2. 將處理過的紅棗、蓮子、龍眼肉、酸棗仁加入鍋中，加足量的水，煮沸後轉小火約煮 30 分鐘。

3. 將白米、小麥洗淨後，加入作法 2 的藥材湯裡，繼續用小火煮至粥有稠度即可。

4. 根據個人口味，加入適量的砂糖調味，稍微煮滾後即可熄火，盛出享用。

TIP 陳醫師的食補 TIP

1 紅棗、龍眼肉、蓮子 ▶ 都是補血養心的食材，對於神經衰弱、容易緊張焦慮心慌的人來說，有很好的調理效果。

2 酸棗仁 ▶ 常用來治療虛煩不眠、驚悸怔忡、煩渴、虛汗，有鎮定安神、改善睡眠品質的作用。

3 小麥、白米 ▶ 同為碳水化合物主食，能提供身體所需的能量，也富含維生素 B_1、B_2、菸鹼酸、葉酸等 B 群、維生素 E、鈣、磷、鉀等營養素。

健脾益卵排骨湯

喝法 月經結束後可作為正餐湯品

本道料理有健脾益卵的功效，主要是從健脾補氣、養血益腎的角

度，來幫助改善排卵品質。

排骨 1 份（200 克）、山藥 5 錢、蔥段適量
黃精 3 錢、黨參 2 錢、當歸 2 錢、乾薑適量、黑棗 5 顆、枸杞 2 錢
米酒適量、食鹽少許

1. 將排骨清洗乾淨後，放入滾水中汆燙去除腥味，撈出待用。
2. 山藥、黃精、黨參、當歸、乾薑、黑棗和枸杞洗淨，一起放入砂鍋中。
3. 砂鍋中加入足量的水，用大火煮沸後轉小火慢煮約 30 分鐘，讓藥材充分釋出成分。
4. 把汆燙好的排骨加入作法 3 的湯中，一同煮沸後轉小火，繼續燉煮 40 分鐘。
5. 最後加入蔥段、米酒、鹽調味，煮沸後待湯品顏色變清澈即可。

TIP 陳醫師的食補 TIP

1 排骨 ▶ 富含蛋白質和鈣質，是一種優質的營養來源。
2 山藥、黃精 ▶ 兩者同用能補脾益腎，一方面幫助營養吸收能力，另一方面也有調理女性婦科的效果。以現代醫學來說，山藥含有部分的植物性雌激素與 DHEA 成分，因此適時食用可以幫助排卵功能。
3 黨參、當歸 ▶ 少量合用能氣血雙補，同時又不過補，還能改善手腳冰冷、怕冷等虛性體質。
4 乾薑、蔥段 ▶ 有溫中散寒的功效，可改善身體虛寒狀態。
5 黑棗、枸杞 ▶ 對於疲勞、虛弱有很好的調理效果。

補氣養血石斑湯

喝法 月經結束後可作為正餐湯品

本道料理能補氣健體、助益養卵。營養方面，石斑魚是一種高蛋白、低脂肪的食物，富含 Omega-3 脂肪酸和維生素 D，對於女性保養卵巢、促進排卵品質有很好的助益。

食材 石斑魚 1 條（切段 4 塊）、蔥段少量

藥材 乾薑 5 片、黃耆 3 錢、黨參 3 錢、枸杞 2 錢、紅棗 10 顆

調味料 米酒適量、食鹽適量

作法

1. 將切段石斑魚加入滾水中，汆燙去除腥味後撈出。
2. 紅棗、黃耆、黨參、枸杞、乾薑等藥材加入大湯鍋中，再加適量的水，煮沸後轉小火慢煮 30 分鐘，藥材可撈出也可留置湯內。
3. 把汆燙後的石斑魚加入作法 2 的藥材湯中，加入蔥段、米酒，再次煮沸後轉小火煮 15 分鐘，最後加鹽調味即可享用。

1 黃耆、黨參 ▶ 經常作為藥膳中補氣的首選組合,一方面低劑量使用不易有過補上火的問題,另一方面也適合多數人的體質使用。

2 紅棗、枸杞 ▶ 除了用來調味,兩者同用能健脾補中、補腎養肝、養血安神,適合貧血、手腳冰冷、睡眠不足的女性。

3 乾薑、蔥段、米酒 ▶ 可去腥味及魚的寒性,同時暖胃散寒,提升補益吸收效果。

養血暖宮燉蹄膀

喝法 非月經期可作為正餐湯品

本道料理能養血暖宮,對於調理女性經期不適、改善手腳冰冷有良好效果。營養方面,蹄膀富含膠質與蛋白質,可以潤燥、補養氣血。

食材 豬蹄膀切塊 1 份、蔥段少許

藥材 當歸 3 錢、桂枝 1 錢、黃耆 3 錢、乾薑 5 片、黑棗 3 顆、
紅棗 5 顆、枸杞 2 錢

調味料 米酒適量、食鹽適量

作法

1. 先將蹄膀切塊加入滾水中,汆燙去除腥味後撈出。

2. 當歸、桂枝、黃耆、乾薑、黑棗、紅棗、枸杞等藥材加入鍋中,煮沸後轉小火慢煮 30 分鐘,再將桂枝撈出,其餘藥材亦可撈出或留置湯內。

3. 把汆燙後的蹄膀加入作法 2 的藥材湯中，再加入適量的米酒、乾薑、蔥段，待再次煮沸後轉小火煮 1 至 1.5 小時，直到蹄膀變軟熟透。

4. 加鹽調味後即可享用。

TIP　陳醫師的食補 TIP

1　當歸、黃耆、桂枝 ▶ 三者在適量搭配下，能補血益氣、活血通絡，適合貧血、氣虛體質。不過，月經週期異常、月經量過多，或有肌瘤、肌腺症、腫瘤囊腫增生體質的女性，則不宜自行食用。

2　紅棗、黑棗、枸杞 ▶ 能補中益氣、養血安神，對於改善疲倦、睡眠不足有幫助。

3　乾薑、蔥段、米酒 ▶ 可以助陽驅寒，能改善冬季手腳冰冷、經期腹痛不適的症狀。

順經解鬱消腫茶

喝法 經前一週開始可服用至經期結束，日服一壺

此茶飲有順經解鬱、利水消腫的功效，可改善女性經前與經期水腫、經前症候群及情緒低落，同時對於幫助排出經血也有良好的效果。

藥材 玫瑰花 3 錢、桂花 3 錢、茉莉花 3 錢、丹參 3 錢、赤芍 3 錢、益母草 3 錢、紅棗 8 顆、生薏仁 5 錢

調味料 冰糖適量

作法

1. 先將玫瑰花、桂花、茉莉花、丹參、赤芍、益母草、紅棗（需切開）及生薏仁一同放入茶葉袋中，再放入茶壺。

2. 將沸水倒入裝有中藥材的茶壺中，蓋上蓋子，搖晃後倒出，此洗茶步驟要進行兩次。

3. 茶壺中重新加入沸水後，浸泡 15 分鐘。

4. 待茶湯變涼至適合飲用的溫度後，藥材可倒出，再自行加入冰糖調味。

> 若沒時間煮茶，將所有藥材用沸水先燙洗兩次後再倒入茶杯中，沖泡成 1000cc 的茶飲亦可。

TIP 陳醫師的食補 TIP

1 桂花、玫瑰花、茉莉花 ▶ 都有舒緩情緒、疏散肝氣的效果。

2 丹參、赤芍 ▶ 具有活血疏經、消腫功效，可緩解經痛並改善血液循環。

3 益母草 ▶ 是一種常用來調節月經不順的草藥，對於幫助經血排出、利水消腫有良好效果。

4 紅棗 ▶ 能補中益氣、養血安神，可緩解疲勞和改善情緒。

5 生薏仁 ▶ 有利水消腫的效果，對於改善經期水腫有不錯的效果。

睡眠穩定，幫助改善內分泌

　　由於現代人的生活步調快速，很多人容易忽略一整天占用最多時間的行為，即「睡眠」對於健康的重要影響。睡眠在健康和內分泌功能中扮演著重要角色，睡眠狀態會受到人體的生理時鐘（Biologic Clock）與晝夜節律（Circadian Rhythm）影響。

　　人體的各種內分泌系統也具有生理時鐘特徵，當睡覺睡得好，內分泌能在正確的時間產生適當的濃度變化；當睡眠出狀況（難以入眠、淺眠、早醒、光照環境下睡眠、在錯誤時間睡眠）便有可能逐漸干擾內分泌系統的穩定性，進而出現健康問題，而女性的排卵與月經也包含在此範圍。

　　一般來說，所謂的「睡一個好覺」需要兼顧睡眠時間與睡眠深度，下列是幾個比較簡單，能讓大家自行評估睡眠品質的方式：

- **睡眠長度**：確保每天都有獲得足夠的睡眠時間，成人通常需要 7 至 9 小時的睡眠，長期睡眠不足（少於 6 小時）可能逐漸導致內

分泌失調，產生健康問題。

- **入睡時間**：注意自己入睡所需的時間，如果需要很長時間才能入睡，通常需要找出原因，可能是外因性（心事情緒、壓力事件），也可能是生理時鐘或自律神經失調，導致大腦在準備要睡覺的時間卻無法放鬆入睡。

- **清醒狀態**：早晨剛醒來時的感覺，是否感到精力充沛可以立刻起床活動，如果經常覺得睡不飽、想賴床，表示睡眠品質不佳、沒有得到充足休息，又或是經常突然在預定時間前早醒，則可能是睡眠週期縮短、淺眠短眠，長時間下來也會影響身體。

長期嚴重的睡眠障礙可能導致排卵失調，甚至是月經延遲不來，女性的排卵與月經週期，其實也深受睡眠調控的相關內分泌影響，包括：

- **促性腺激素釋放激素（GnRH）**：嚴重睡眠不足可能會干擾下視丘 GnRH 的分泌狀態，進而影響腦下垂體分泌刺激卵巢的訊號，最終導致排卵失調、月經週期的混亂，也有研究指出，睡眠不足會惡化多囊性卵巢患者的排卵失調症狀。

- **泌乳激素（Prolactin）**：泌乳激素在調節月經中扮演著重要角色，其濃度變化可能受到睡眠不足的影響，而過高的泌乳激素可能會抑制 GnRH 的分泌，導致排卵問題、月經失調。

- **皮質醇（Cortisol）**：嚴重睡眠不足時會增加身體壓力，導致皮質醇濃度上升，而過高的皮質醇能抑制 GnRH 的分泌，同樣會干擾排卵，從而引發月經失調。

- **褪黑激素（Melatonin）**：褪黑激素能夠調節「睡眠－覺醒週期」，在維持生理時鐘上扮演關鍵角色，同樣也能間接影響月經週期。褪黑激素與睡眠經常是互為因果的關係，褪黑激素分泌正常能夠幫助睡眠品質，但是當睡眠嚴重不足時，也會造成褪黑激素的分泌改變，又使得睡眠品質更糟，長期下來可能導致月經週期的變化。

- **瘦素（Leptin）**：瘦素是一種控制食慾和能量消耗的荷爾蒙，同樣也會受到睡眠不足的影響，睡眠不足會導致瘦素分泌下降，更容易感到飢餓，長時間下來容易使人變胖。有些研究認為，甚至可能因此增加多囊性卵巢患者的胰島素阻抗問題，進而惡化排卵失調。

總結來說，長時間的睡眠不足可能引起多種荷爾蒙失衡，干擾正常排卵週期，並間接發生月經失調問題，而長時間的月經失調也會影響排卵品質與懷孕機率。因此，維持良好睡眠有助於卵巢的正常運作，下方列出一些不錯的方法供大家參考：

① 打造適合的睡眠環境

人體睡眠時，對於環境溫度、光線非常敏感，因此想要睡好覺的最優先條件，就是要打造一個舒適、安靜、涼爽（低溫可以幫助睡眠）、黑暗（無光線能夠加深睡眠品質）的睡眠環境，並且挑選一組習慣的床墊和枕頭。

② 建立規律的睡眠習慣

盡可能讓自己每天都在固定時間就寢，同時就寢時間盡量符合日照時間為佳，當人體與大自然的日夜節律性同步，內分泌便能維持在較容易平衡穩定的狀態。有研究指出，日夜高頻率輪班工作者即使在有充足睡眠長度下的作息，身體依然會顯示睡眠不足，內分泌也受到影響，**同時這種睡眠不足狀態並沒辦法藉由事後休假補眠來修復。**

③ 調整每天的睡前狀態

在睡覺前進行放鬆活動，像是：冥想放空、輕柔伸展、泡熱水澡或聽輕音樂。避免在睡前進行激烈活動，或是工作到最後一刻、關燈在床上追劇看手機等，盡量在睡前減少大腦興奮性刺激，有時睡意被弄沒了就很難再睡，日復一日就會變成習慣性失眠或生理時鐘延遲型失眠。

④ 白天適度運動

進行適度的身體活動，有助於提高睡眠質量和調節內分泌，很多人因為工作忙碌，下班後很晚才開始運動，但過晚運動可能讓大腦神經興奮，使睡眠品質下降，若能白天在戶外運動是較理想的方式，一方面在白天外出曬太陽可以調整日夜節律，再者，增加人體在日間的活動量，也有助於晚間的睡眠品質。

⑤ 中醫調理以助益睡眠

　　以中醫理論來說，睡眠是平衡人體陰陽、維持良好氣血循環的重要養生方式，也是最天然的補品，能夠讓人體有效的恢復體力、減少慢性身體疲勞，並且遠離疾病。

　　古代中醫曾說：「陽氣盡，陰氣盛，則目瞑；陰氣盡，而陽氣盛，則寤矣。」因此以中醫理論來說，**最佳的睡眠時間應該要在子時（晚間 11 時至凌晨 1 時）之前睡著**，這時候是一天之中陰氣最盛的時刻。在這個時候進入睡眠，以現代醫學的角度來說，人體的生理時鐘與自然時間容易達到同步平衡的效果、睡眠品質也會比較好，最能達到中醫「養陰」的效果。

　　然而現代人多少具有一些「亞健康問題」，像是消化系統不佳、容易緊張焦慮、工作壓力大不易放鬆，甚至是情緒過度起伏與自律神經失調現象，這些多少都會間接或直接影響睡眠品質，造成難入眠、淺眠、多夢、睡眠中斷、提早醒來等。

　　如果說因此而去吃身心科的助眠藥物好像有點矯枉過正，身心科藥物的副作用明顯且不宜長期服用，這時適時透過中醫調理，處方適合自己當下體質的藥物，以矯正身體的失衡問題與症狀，便能進一步改善睡眠品質，讓身體得到充足的休息與補養。

壓力平衡，以維持月經的規律

　　「心理會影響生理」這句話所言不假，壓力對女性排卵與月經來說，是一個複雜而關鍵的議題，涉及到自律神經、內分泌的相互作用。當身體處於壓力狀態時，人體會藉由產生皮質醇（Cortisol）來調節身體面對壓力時的生理反應。長時間的壓力狀態會導致皮質醇過量分泌，長期下來會影響女性的排卵與月經週期。壓力與皮質醇對女性排卵與月經的影響，主要在以下幾個方面：

- **卵巢的功能穩定**：長期壓力可能影響卵巢的正常功能，干擾卵泡的生長發育，進而導致排卵不穩定或完全停止，可能導致月經週期不規律或無月經現象。

- **黃體期缺陷不足**：可能導致黃體期缺陷（Luteal Phase Defect），也就是「排卵後產生的黃體素不足」。當黃體期不穩定時，可能造成月經週期縮短、提前出血、排卵後出血等現象，也因為黃體

素不足導致不易著床，明顯降低懷孕的機率。

- **月經週期不規律**：長期壓力與高皮質醇分泌，可能影響下視丘與腦下垂體的功能、干擾排卵訊號，造成排卵時間不穩定、月經週期不規律，這可能導致月經的長度與間隔週期都出現變化。

- **月經延遲或暫停**：長期而巨大的身心壓力影響下，可能會造成排卵停止，也就是所謂的「下視丘功能失調無月經現象」（Functional Hypothalamic Amenorrhea，簡稱 FHA），因為無法正常排卵而導致月經的嚴重延遲、點狀出血，或出現好幾個月以上都無月經的狀況。

有壓力不是壞事，但要懂得釋放

需要強調的是，每個人對於壓力的反應和影響都不盡相同，壓力也包含了「心理壓力」和「生理壓力」。心理壓力是個人在生活、工作、學習、人際關係、社會期待等方面所承受的壓力，主要是來自於對事件、情況或環境的主觀感知和評價，這種壓力通常與心理狀態和長期情緒相關，例如：長時間感到焦慮、擔憂、失望、憤怒等。

至於生理壓力，是指受到外在環境和內在因素的影響後，直接影響身體機能的壓力。通常與身體的生理狀態和功能相關，例如：身體受到傷害、各種疾病、營養不良、睡眠缺乏、過量運動等。

心理壓力和生理壓力之間會相互作用，長期的心理壓力可能引起身體的生理壓力，而長期的生理壓力也可能對心理狀態產生影響。因此，維持身心平衡對於健康來說非常重要。

合理的壓力管理和健康的生活方式，有助於減輕壓力對身心的影

響，並保持身體和心理的健康。

「排解壓力」是保持身心健康的重要步驟，不妨透過放鬆練習（深呼吸、冥想、瑜伽等）、健康飲食（多攝取蔬菜水果、全穀物和蛋白質，避免過多的糖、咖啡因、酒精）、適量運動、良好睡眠、調整生活節奏、培養興趣等，釋放多餘的壓力。此外，維持情緒的平穩也很重要，定期與朋友交流、寫日記等，都是不錯的情緒釋放方式。

每個人對壓力的感受和處理方式都不同，需要找到適合自己的方法來排解。有些女性可能對壓力更敏感，而另一些人則可能更能應對壓力，適當的壓力管理和保持身心平衡，定期進行自我反思和調整，是維持生理健康的重要一環，有助於調節內分泌系統，維持正常的月經週期和排卵功能。

TIP

想減壓，可喝五味舒心茶

五味舒心茶的作法簡單，所使用的藥材皆有緩解壓力、放鬆心情的作用，薰衣草更能鎮定安神，再搭配緩解消化不良的薄荷，口感順口好喝，且不含咖啡因，任何時段都可喝，也可在餐後作為佐餐茶飲用。唯有孕婦、特殊體質，如飲用後出現腸胃不適的消化系統敏感者，不建議飲用。

藥材：洋甘菊 2 克、檸檬香蜂草 2 克、薰衣草 2 克、薄荷 2 克、甘草 2 克
沖泡方式：所有藥材用沸水先燙洗兩次後再倒入茶杯中，沖泡成 400 cc 的茶飲即可。

規律運動讓氣血循環，
卵子更健康

運動對於女性的排卵功能和卵子品質，有著舉足輕重的影響，有效的運動能幫助妳在養卵的這條路上更順利。以排卵功能來說，能帶來下列三種好處：

① 調節內分泌平衡

適度的運動有助於調節女性內分泌平衡，進而改善排卵功能。有研究指出，定期參與運動的女性，特別是有氧運動，往往擁有更穩定的荷爾蒙分泌，並促進排卵規律。一般來說，建議女性一週可以進行一至三次的有氧訓練，每次約一至兩小時內，這樣的運動量也能有助於排卵。

要注意的是，過量運動可能會導致下視丘功能失調（女性運動員三聯症），進而無法排卵、沒有月經。門診曾遇過患者因為要參加健美比賽，節食三個月，同時一週進行五至六次的重訓與有氧訓練，結

果導致月經暫停，後續花了半年才逐漸恢復。

② 減少多囊性卵巢症候群（PCOS）的風險

研究指出，運動可以減低罹患多囊性卵巢症候群的風險，並且改善患者的排卵情況。臨床上觀察下來，無論是「瘦多囊」或「胖多囊」，運動都能帶來幫助。

瘦多囊患者主要可能受到身心壓力失調、自律神經失調、內分泌失調、生理時鐘失調等情況影響，進行有氧運動（跑步、自行車、跳舞）或是放鬆性活動（瑜伽、呼吸訓練、柔軟伸展、皮拉提斯、太極拳），都有助於改善問題。

胖多囊患者的排卵功能失調，主要和「體脂肪過高」、「嚴重胰島素阻抗」、「血糖過高」等問題互相關聯，因此無論是重量訓練或是有氧運動，皆能有效幫助改善問題。另外對於「壯胖型多囊患者」來說，因為肌肉比例高、雄性激素旺盛，有氧訓練的效果會更優於重量訓練。

③ 管理體重

體重太高或太低都可能干擾女性的生理週期，適度運動則有助於維持健康體重，避免過輕或過重，以免影響排卵功能。

此外，運動也能提高卵子品質，可分三方面來說：

① 減少卵子氧化壓力

運動有助於提高體內的抗氧化能力，保護卵子免受氧化壓力的損害，這對於卵子品質和受精能力至關重要。

門診曾有位 41 歲的女性患者來調理備孕，因為她從年輕就保持著規律的運動習慣（慢跑、腳踏車、重量訓練），除了外觀上老化痕跡較少，她的 AMH 數值也維持在很不錯的水平，月經週期與月經量也十分正常（一般 38 歲後月經量容易變少），僅調理數次就順利自然懷孕，比起其他同年齡的備孕患者來說，是非常突出的表現。

② 增加卵泡發育機會

有研究指出，運動可以促進血液循環，提高子宮和卵巢的血流，從而增加卵泡發育的機會，有助於優質卵子的生成。以這部分的理論來說，與中醫的補氣、補血有異曲同工之妙，都是改善卵巢血液循環、供氧能力，維持在良好的環境下運作。

③ 改善卵子成熟程度

運動可以調整身體的血液循環和內分泌，進而改善卵子的成熟度和品質。有些女性患者在缺乏運動、生活高壓的狀態之下，容易發生提早排卵現象，也就是卵泡還不夠成熟就排出卵子，卵子品質不良之外也不易受孕。

癌症患者要如何做好養卵及備孕？

　　一般來說，癌症的類型與需要進行的療法非常多種，包含外科手術、化學治療、放射性治療、標靶藥物、免疫療法等。不同器官部位、不同組織、不同型態的癌症，所使用的治療方式有很大不同，對於身體的影響程度也會有非常大的差異，這部分需要先與自己的主治醫師及婦產科醫師詳細了解病情與治療計畫。

　　另外，如果患者未來有生育考量，**我們通常會建議要注意兩件事情：①後續療程內容是否可能對卵巢組織造成影響？②後續療程對於患者本身的基礎體力、排卵功能、月經狀態，可能會影響到什麼程度？**

　　關於第一點，許多癌症治療可能會造成卵巢組織受損，輕者影響卵泡數量，嚴重則可能造成卵巢不可逆的受傷破壞，因此需了解治療可能帶來的影響。一般來說，比較保險的方式為提前進行冷凍卵子或是冷凍胚胎，以備不時之需，而養卵也需要在進行凍卵凍胚之前完成。

　　至於第二點，療程後可能會對患者的生理、心理造成壓力與負擔，又或者是造成排卵與月經失調，因此建議要休養一段時間後再準備懷孕，這部分的情況會因每個人的恢復情形而不同。

> 了解抗癌療程內容後，再對症下藥

　　以我過去的治療經驗來說，曾經遇過乳癌患者在療程結束後，經過中藥調理而自然懷孕的案例。患者在規劃懷孕的數年前發現右側乳房惡性

腫瘤，於是進行了「手術切除後合併泰莫西芬治療」。在使用泰莫西芬（Tamoxifen，學名三苯氧胺，是一種荷爾蒙治療藥物）治療後，她開始出現類似停經後的症狀與體質，包括體重上升、容易水腫、失眠、月經紊亂等症狀。

　　雖然她很謹慎的在乳癌療程前就已先進行胚胎冷凍，預計等癌症病情穩定，停用泰莫西芬後再進行胚胎植入療程，但是她依然擔心身體狀態是否會影響植入的成功率，因此來到我的門診治療調理。

　　沒想到在調理她的療程後遺症一段時間後，她的排卵功能逐漸恢復穩定、體力也改善許多，更重要的是，冷凍的胚胎還沒用到就已幸運的自然懷孕。這是一個令人驚喜的故事，但是因為癌症患者的情況千百種，並不是每個人都可以如此幸運。因此對於癌症患者的養卵備孕之路，提前了解未來的療程規劃，預先做好準備才是最重要的。

營養不均衡對於養卵來説，
會有巨大的影響，
長期缺乏某些營養素，
可能會加重疲勞症狀、身體發炎、睡眠失調，
間接影響排卵的正常過程，
進而影響卵子品質。

第五章

排卵、多囊、調經，
最多人想知道的 QA

本章收錄許多女性患者的常見問題，

從高齡凍卵、疫苗影響到多囊體質等，

提供詳細見解，方便讀者參考。

若妳在調經、凍卵及備孕上還有疑問，

或許能在本章找到想要的答案。

Q1　年過 40，是否就不適合凍卵了？

A 不一定，要看個人情況才能決定是否適合。

卵子在冷凍與解凍的過程會有損傷的機率，因此如果高齡女性想要懷孕，通常比較不建議經過凍卵這個過程，而是會建議直接進行新鮮胚胎試管植入，或是嘗試自然受孕的方式。不過，臨床也有許多患者在屆臨 40 歲但當下沒有合適的對象，因此只能選擇先進行凍卵，留給未來一些機會。

如果以凍卵時間點來說，當然越年輕越好，冷凍的卵子越年輕，未來可用率也比較高。通常超過 40 歲以上的卵子，其品質明顯下降、卵子可用率大幅減少，也就是說，取出同樣數量的卵子，可受精機率、受精後發育成胚胎的機率、胚胎染色體正常的機率，三者都會大打折扣。

以試管嬰兒的研究來說，在「取卵培養成功、發育成胚胎的染色體正常比例」上，35 歲以下的正常比例約為 75%；35 至 38 歲的正常比例約 60%；38 至 40 歲的正常比例約 40%，至於 40 至 42 歲的正常比例約 25%，42 歲以上的正常比例則在 10% 以下。

由此可知，即使是已經成功受精培養到胚胎階段，38 歲以上的胚胎正常率都已經明顯下滑，40 歲以上的胚胎正常比例平均已下降到 1/4 以下（培養 4、5 顆胚胎，可能只有 1 顆植入後有機會發育）。

由於 40 歲以上女性的自然卵子庫存也不多，可能需要花大量的

時間金錢進行養卵、集卵，盡量增加一些取卵數量，未來才有機會以數量去拚培養成功的機率。

　　高齡者的卵巢庫存如果已經嚴重過低，凍卵或試管的成果可能就不太好，通常這樣的情況下，我們會比較建議患者放寬心，回到以自然懷孕方式進行，身體的負擔也會比較小，又或者部分患者願意接受「借卵」（使用他人卵子）的方式進行試管療程，如此成功機率也能明顯提高。

　　因為每個人的條件情況都有不同，所以沒辦法直接下結論說 40 歲到底是否還適合凍卵，臨床上仍需要依個人情況進行討論規劃。

Q2　新冠確診與施打疫苗，是否會影響排卵？

 無論是確診或疫苗，都不會影響卵泡及卵子品質。

　　在一篇 2022 年的研究中（出自〈Menstrual Changes after COVID-19 Infection and COVID-19 Vaccination〉），提供了可以參考的證據。

　　該研究訪談 241 名曾經確診新冠後康復的女性，高達 35.7％（86 人）表示自己在確診後月經模式出現變化（週期、經量）。該研究認為，新冠確診可能造成月經失調，其中部分原因是對於排卵造成影響，包含：染疫身心壓力影響及病毒直接造成影響（ACE2 受體）。

　　染疫當下對於身體或是心理確實可能造成壓力，尤其症狀越是不適、發炎現象越嚴重，對身心的影響也比較大。身心壓力可能造成皮

質醇分泌上升，間接性的影響排卵內分泌規律，讓患者的排卵週期延後，甚至造成短暫無法排卵的情況。

至於病毒直接造成排卵失調的部分，被認為可能與 ACE2 受體有關。新冠病毒藉由 ACE2 受體感染呼吸道，造成上呼吸道發炎的症狀，過去 ACE2 受體被認為只有在呼吸道中存在，然而目前已知，其實 ACE2 受體也存在於卵巢與子宮內膜。由於 ACE2 受體在卵泡成熟、排卵環節上起到很重要的作用，因此病毒很有可能藉由這個部分影響卵巢的排卵機能穩定，造成月經延遲。

在施打新冠疫苗的這兩三年間，世界各國都傳出「施打疫苗後月經狀態改變」的情況，這部分可能主要與疫苗引起的免疫系統變化相關。女性的月經、排卵與免疫系統有所關聯，無論是施打疫苗，抑或是施打疫苗後自己服用 NSAID 類消炎止痛藥，都有可能對「排卵過程機轉」產生部分影響。例如：在排卵期前服用大量 NSAID 消炎止痛藥物，可能會干擾 COX 環氧化酶合成前列腺素，進而影響卵泡成熟到排卵的過程。輕者可能延遲該次排卵時間，造成月經延後；重者可能導致該次排卵期跳過，形成隔月行經的現象。

但是大家不用太擔心，**目前的研究認為無論是確診或是疫苗，都不會直接影響到「卵巢中的卵泡與卵子品質」**。**主要可能影響的部分在於「排卵流程環節」**，**同時也不會造成長期性的影響**，大多僅影響確診與疫苗事件之後的一至三次排卵週期，後續便會逐漸恢復正常。

然而如果是本身就有排卵功能失調或是多囊性卵巢患者，則需要注意相關症狀是否惡化，假如身體無法自然恢復正常月經或是週期越來越亂，則建議透過中西醫介入治療。

A 短時間的月經失調並不會影響體重，但若長時間無法自然排卵，就有機率發生體重上升現象。

　　門診中，經常遇到患者表示自己月經失調一段時間之後，開始有明顯的體重上升現象，而這種現象在多囊性卵巢體質的患者身上則更為明顯。

　　暫時性的月經失調問題，如果在接下來幾次週期又回到正常規律狀態，則不太會影響體重變化。但有些患者出現月經週期越來越亂、逐漸惡化的現象之後（例如：這個月延遲 6 至 7 天，下個月晚了半個月才來，同時月經量出現明顯減少的異常狀態），發現自己的體重在月經失調的這幾個月期間開始逐漸上升，這些上升的體重可能包含了「身體水分滯留、體脂肪增加、肌肉量增加」等部分。

　　通常短時間的體重上升（例如：月經延後的這一週胖了 1 至 2 公斤），大多是因為排卵功能失調、荷爾蒙變化所造成的「身體水分滯留現象」，在月經出現之後，體重自然會恢復到原本的數字。

　　但如果是中長時間的月經失調合併體重上升（例如：月經失調的 3 個月期間，體重上升了 10 公斤），同時也觀察到自己有明顯食慾增加的現象，這表示增加的體重數字可能不只是水分，還包含了脂肪的囤積。中長時間的月經失調問題，之所以可能導致變胖，包含了下列幾個原因：

排卵不正常可能會導致雌激素與雄激素的濃度變化，而兩者都會影響體脂肪的代謝與囤積。

像是壓力大的皮質醇性肥胖、睡眠失調導致血糖波動與代謝下降、甲狀腺素不足影響代謝等情況。

有些人在排卵功能失調的情況下，身體內分泌會產生變化，導致食慾異常上升，於是進食超過以往，進而發生肥胖問題。

另外像是多囊性卵巢患者，由於卵巢內的大量不成熟卵泡會持續製造雄性激素，如果有雄性激素過高合併胰島素阻抗的現象，身體的水分、體脂肪和肌肉量也會更容易增加。

最後，有一部分長期使用避孕藥調經的患者，會反映自己在服用避孕藥的期間體重明顯上升，這主要與各種廠牌避孕藥的荷爾蒙成分差別、本身對於荷爾蒙藥物的反應差異有關，**並非所有服用避孕藥的女性都會有體重上升問題**，但是如果有明顯變胖的現象，則建議可以更改避孕藥類型或是停止服用，改使用排卵藥與中藥調經，一旦卵巢恢復自然正常的排卵功能，也會減少體重上升的風險。

A

視個人月經失調的嚴重程度來判斷，排卵失調越久，所需時間越長。

首先要知道，中醫調經治療的所需時間與月經失調的嚴重程度有明顯相關，而月經失調的嚴重程度，又可以依照排卵週期長短分為三個層次：延遲排卵、間歇排卵及暫停排卵。

以延遲排卵的患者來說，月經週期大約落在 35 至 40 天的區間，有些人可能伴隨月經收尾滴滴答答，或是正常週期但是月經量很少（2 至 3 天）的情況。這些狀態背後代表的是，有比較高的機率排卵，但是排卵品質不良，因此月經出現延遲或內膜偏薄、月經量少的情況。

至於間歇排卵，也就是指排卵週期不規則、沒有固定週期、不容易預測。有時候排卵、有時候又不排卵，排卵的穩定性與當下的身體狀態有關，身心壓力、體重體脂、作息睡眠等都會影響。這種情況下，大多無法準確預測自己的月經時間，有時候 50 天、有時候 70 幾天，但是至少會有自發性的月經出現，不至於完全沒有月經。

最後則是暫停排卵，這是最嚴重的月經失調，在這個狀態下的卵巢運作停滯，沒有正常的排卵週期，因此大多長達數月甚至數年沒有自發性月經，或是偶發少量無排卵出血現象。

上述幾種月經失調情形，其實背後反映的是「排卵受干擾的程度大小、排卵失調的時間發生多久」。例如：如果一位女性體重超標

30 公斤，同時作息相當不正常，若再加上身心壓力，可能就會有嚴重暫停排卵的現象。

又或者是青春期開始之後，月經就呈現好幾個月、甚至幾年來一次的情況，如此長達數年沒有改善，表示其背後有很嚴重干擾正常排卵發生的因素。

大部分的情況來說，越多干擾排卵因素、排卵失調越久的患者，通常需要的調經治療時間也比較長。**從沒有月經到出現第一次「排卵性月經」，通常是最困難、也需要較長治療時間，可能需要花費數週、甚至數月。**

當治療了一段時間，身體即將恢復排卵能力，我們可以開始觀察到一些荷爾蒙變化的跡象，像是分泌物變多、下腹悶痛感、經前症候群、睡眠狀態改變等。治療的下一個階段便是排卵月經出現，並且隨著療程時間的推進，月經週期會逐漸縮短，出現週期規律性。這是因為隨著排卵功能恢復正常，卵巢內的狀態與排卵內分泌也會隨之改善，開始進入正向排卵循環，而後週期便會逐漸規律，月經量也會逐漸正常，如此才算是完成調經的療程。

Q5　「亞健康」也會影響卵子品質嗎？

會，由於不會馬上造成疾病，因此容易被輕忽。

亞健康狀態指的是介於健康和疾病之間的狀態，可能包括慢性疲

勞、睡眠障礙、肥胖、身心壓力大、長期營養不良等情況，而如果女性長期處在這些狀態，就有可能會對排卵品質造成一定程度的影響。

當身體長時間處於明顯的疲勞狀態時，可能會影響腦下垂體和卵巢之間的荷爾蒙訊息傳遞，從而影響排卵的品質和規律性。

良好的睡眠對於維持正常的生理和荷爾蒙平衡非常重要，如果長期有睡眠障礙問題，像是睡眠不足或睡眠品質太差，就可能會干擾各種荷爾蒙的分泌，像輪班工作女性的月經常出現失調問題，也比較難受孕。

肥胖、體重過高等，也與多種荷爾蒙失調有關，特別是與胰島素阻抗、身體雌激素的平衡有關，這些荷爾蒙變化可能會影響排卵，導致排卵不規則或品質不佳。

長期高壓的狀態（無論身體或心理），可能會對身體的內分泌系統產生影響，尤其是影響到下視丘－腦下垂體－卵巢軸的功能，壓力荷爾蒙（皮質醇）的增加可能抑制正常的排卵功能，從而影響排卵的品質和時間。

長期營養不良的情況會明顯影響卵泡發育與排卵的品質，舉例來說，很少曬太陽運動的女性或是多囊患者，比較容易缺乏維生素 D_3，而目前也有許多研究指出，當嚴重缺乏維生素 D_3 時，可能會造成不孕。

這些亞健康狀態有可能通過不同的生理機制影響排卵品質，包括影響卵巢的荷爾蒙反應能力，造成排卵時間不規則，甚至影響排出卵子的成熟度。由於亞健康狀態不一定會立刻造成明顯疾病或身體不適症狀，因此很容易被輕忽，這也經常是不易懷孕的隱藏原因。

> **Q6** 如果本身患有多囊性卵巢症候群，可以自行判斷出有多
> 難治療嗎？

A 可參考下方列出的條件，簡單評估自己的狀況，但建議仍要就
醫治療。

以多囊性卵巢的治療難度來說，我們可以依照下列幾個條件進行
簡單評估：

① AMH 數值的高低

AMH 數值（抗穆勒氏管荷爾蒙，可檢視卵巢內的庫存量）可以
大略反映出卵巢內未成熟的中小型卵泡數量，當 AMH 大於 5 以上，
則表示卵巢中的不成熟卵泡偏多，數值越高表示卵巢內部擁擠的程度
越嚴重。同時，這些大小不一的未成熟卵泡會持續的製造雄性激素，
這也是導致多囊女性抽血時雄性激素過高的原因。

當卵巢內雄性激素與 AMH 過高時，會干擾卵巢內其他新生卵泡
的發育，同時對下視丘與腦下垂體產生錯誤的回饋訊號，導致排卵失
調問題更加惡化，因此，AMH 數值越高的多囊治療，其困難度與需
要的時間也會增加。

正常的情況下，在發生排卵之前、卵泡發育的過程，人體 LH（黃體生長激素）與 FSH（濾泡刺激激素）的濃度應該呈現接近的比例，或是 FSH 略大於 LH 的情況，這樣的狀態最適宜卵泡的生長。

在 LH 太高的情況下，卵巢中的卵泡容易產生更多雄性激素；FSH 太低的情況下，卵泡發育成熟的速度比較慢，產生的雌激素也會偏低。因此，當 LH 大於 FSH 兩至三倍以上時，就會造成卵巢中的卵泡不易正常發育、成熟排卵，當 LH 超過 FSH 越多，則表示卵泡的生長阻力更大，卵巢多囊化與內分泌失調的情況也會比較嚴重。

③ 最後一次的排卵時間

多囊患者並不是全部都完全進入暫停排卵狀態，比較輕微的多囊，可能只是月經稍微延遲 5 至 10 天；嚴重一點可能是季經，也就是 2 至 3 個月可能會出現一次排卵的月經，最嚴重的情況才是超過 3 個月以上都沒有月經，這表示卵巢已經進入暫停排卵的狀態。

多囊性卵巢的排卵狀態會決定治療的困難程度，當卵巢還能自發性排卵時，表示卵巢內部沒有進入完全卡住的狀態，依然能有新生卵泡逐漸成熟排出，這個狀態下的治療難度通常也會比較容易。但是，一但卵巢進入暫停排卵的狀態，就表示卵巢內的卵泡發育可能已經因為各種複雜因素而陷入暫停的困境，這時候就需要比較長的治療時間，來逐步改善卵巢無法排卵的原因。

④ 多囊主因是否與肥胖相關

　　通常如果是肥胖問題直接導致的多囊，像是「患者表示自己的月經是在變胖 XX 公斤之後才逐漸開始失調，以前月經都很正常……」這樣的類型，通常只需要嚴格執行減重計畫，減少一定程度的體脂肪後，月經失調就會逐漸改善。

　　但是，如果患者是所謂的「瘦多囊」、「亂經後才變胖」，這表示可能有除了體重過高之外的其他原因，導致排卵功能失調，通常治療的複雜程度也就沒這麼直觀單純，需要仔細分析造成排卵失調的原因，治療的時間也會比較久。

⑤ 多囊問題發生多久

　　通常在越年輕時發現自己有多囊（例如：學生時代月經就非常不規律），表示「先天性」造成排卵功能失調的原因比重較高，治療的難度也會比較高。相反的，如果是過去月經一直都很規律，是從某一個時間點之後才發生月經失調問題（例如：從輪班工作之後才亂經），通常只要找出在該時間點造成月經失調的原因並加以解決，問題就能改善。

　　但是，即便是「後來」才出現多囊問題，如果放置讓其逐漸惡化太久（月經從輕微失調變成一至兩年都沒有月經），也有可能變成困難治療的多囊。

多囊患者如果長期服用避孕藥治療，在剛停藥時，許多人的排卵功能可能無法馬上恢復，而是停留在「暫停排卵」的狀態。因此許多停藥後的多囊患者會疑惑，自己在服用避孕藥期間「月經好像都很正常」，結果停藥後怎麼反而又沒來了。

事實上，服用避孕藥後所產生的月經，都是屬於「藥物性的無排卵假性月經」，僅是靠藥物中的黃體素、雌激素成分讓子宮內膜增厚剝落，並不是矯正患者的排卵功能。

由於多囊患者的嚴重程度有很大落差，輕中度的多囊性卵巢患者（仍然有自然排卵的能力），並不建議長期服用避孕藥治療。因為有些多囊患者在經過連續服用數年以上的避孕藥治療，可能會發生停藥後更難恢復自發性排卵，只好又開始吃避孕藥，變成無限循環。

我還是建議多囊患者可優先以「積極恢復排卵功能」為首要治療目標，如果要使用避孕藥治療，也建議在服用幾個月後要停藥休息。

Q7　多囊性卵巢症候群對於想懷孕的女性來說，有何影響？

因排卵時間不規律，常發生不易著床、卵子品質不良等問題。

多囊性卵巢症候群，俗稱 PCOS（Polycystic ovary syndrome），其背後的成因是來自於「長時間的不排卵或排卵不規則現象」。當女

性發生長時間的無排卵或是延遲排卵，卵巢內的不成熟卵泡便會逐漸累積，呈現多濾泡狀態，也就是超音波下所看到的多囊化（Polycystic Ovary，簡稱 PCO）。

比起其他原因造成的月經失調問題，多囊性卵巢更容易被備孕女性提出來討論的原因，正是因為其疾病的複雜性較高，如果像是單純甲狀腺素不足或是泌乳激素過高，大多只要針對其原因解決，月經失調問題很快就能發生改善。

然而多囊性卵巢的成因有很多，可能來自於肥胖、睡眠障礙、身心壓力、飲食失調、自律神經失調等，需要依照每個人的荷爾蒙抽血數值及實際症狀，去判斷其發病原因。既然是長時間的排卵失調問題，最基本可見的影響就是排卵時間不規律，不容易掌握好受孕的排卵期黃金時間。

再來則是不規則排卵與卵巢內的未成熟卵泡過度累積，都會干擾卵泡的發育生長，容易造成排出卵子的品質不良，而卵巢多囊化的結果，也會造成女性身體的雄性激素過高，或是其他內分泌失衡、肥胖問題，導致母體狀態不容易懷孕。

同時，過早或過晚排卵、排卵時間與子宮內膜狀態不同步，也會導致即使有排卵、甚至是成功受精，也因為與子宮內膜的生長時間成熟度不同調，導致不容易著床受孕。**因此，多囊女性想要懷孕可能會面臨不少考驗，但只要經過適當的調理，成功懷孕的機會便能提升不少。**

A 多囊體質比起正常排卵女性更難預期用藥反應，因此建議至少在療程前 3 個月就開始進行調理。

有多囊性卵巢症候群的女性，在進行凍卵或是試管嬰兒療程取卵時，比起一般女性更容易遇到下列這幾個問題，如果未來有療程規劃，建議要及早開始準備。

① 卵泡是否能正常發育

多囊患者長時間經歷不規則、甚至缺乏排卵，因此卵巢內的不成熟卵泡經常比一般女性多，由於凍卵過程中需要藉由荷爾蒙針劑刺激卵巢中的卵泡發育，比較嚴重的多囊患者可能在施打針劑後，其反應並不如一般女性，卵巢中卵泡受到刺激後的反應有時也不如預期。

② 卵巢過度刺激症候群（OHSS）風險

多囊患者在接受促排卵藥物治療時，有比較高的機率可能出現卵巢過度刺激症候群（OHSS），這是一種嚴重的不適併發症，患者可能會出現嚴重腹脹腹痛、口渴、排尿減少、呼吸喘促或困難、噁心嘔吐等。通常多囊患者的雄性激素越高、AMH 數值嚴重過高（大於10）時，便有可能發生。

③ 卵子品質好壞

雖然多囊患者的卵巢中可能有大量卵泡，但這些卵泡中的卵子品質並不一定是好的，甚至如果患者長時間都沒有發生排卵現象，已經長達幾個月甚至幾年都沒有自然月經，這些卵泡的品質可能不理想，這時候直接進行取卵、凍卵，取出良好卵子的比例也可能會不如預期，進而影響未來使用這些卵子的成功率。

④ 排卵藥物反應差異

嚴重的多囊性卵巢患者，由於自身腦下垂體製造的荷爾蒙濃度失調且異常，或是對於 LH、FSH 的反應與一般人不同，導致在使用像是排卵針之類的促排卵藥物狀況會比較複雜，同時藥物反應也可能與預期有所差異。

⑤ 因體重過高所延伸的問題

如果是有肥胖問題的多囊性卵巢患者，經常伴隨胰島素阻抗體質，高體重與代謝症候群等因素也可能影響卵子的品質、凍卵取卵過程，及未來試管嬰兒的成功率。

簡而言之，由於多囊性卵巢症候群影響取卵與試管的問題可輕可重，比較輕微的多囊患者在沒有經過特別治療調理、改善月經與卵巢狀態，直接進行療程，或許依然可以有不錯的成果。但如果是比較嚴

重的多囊患者（例如：AMH 大於 10 以上、體重嚴重過高、自然月經超過半年以上沒來），在沒有經過治療調理、改善排卵功能及減少卵巢多囊嚴重程度之前，直接進行取卵、凍卵，就比較有機會碰到上述所提的問題。

基於上述問題，**建議多囊患者可以在預計凍卵或試管療程前的 3 至 6 個月，就開始調理身體及卵巢功能，讓多囊的症狀與體質改善**，這個過程同時也是在進行養卵，可以讓後續取卵流程與成果更加順利圓滿。

Q9　陰道發炎會影響卵巢功能或造成不孕嗎？

A　如果只是短時間感染，並不會直接影響，但若是慢性發炎，就有可能影響排卵能力。

常見的陰道發炎包括細菌性陰道炎或念珠菌感染，通常如果只是短時間的感染，並不會直接影響卵巢功能。然而，如果發炎未能得到適當治療，有可能會上行逐漸感染到骨盆腔，造成慢性骨盆腔發炎，如此就有可能會影響到卵巢和輸卵管，進而可能影響受孕機率。同時，如果卵巢嚴重慢性發炎，也有可能會影響排卵能力。

即便是沒有太嚴重的陰道發炎，假如剛好在正常排卵期、高機率受孕的時間發生，則有可能因為陰道環境的免疫系統處在發炎狀態、陰道分泌物的性質改變，而影響精蟲的生存時間與穿透受精能力，進而減少自然懷孕的機會。

另外，如果本身太容易反覆發生陰道感染問題，我們也會需要思考，是否卵巢的排卵功能發生一些異常狀況。這是因為女性的陰道本身有一定的保護力，**這個保護力來自於「正常酸鹼性的分泌物」與「益生菌叢的維持能力」，若要達成這兩件事，則與女性身體的荷爾蒙週期性變化有相當的關係。**

當有正常的排卵功能時，女性的黃體素與雌激素濃度會有週期性的變化，就是這種週期性變化可以使得陰道中的分泌物（子宮頸黏液）具有保護能力，讓壞菌不易生存，同時幫助益生菌叢的建立（幫助養好菌），如此陰道的自然防禦能力也比較好。

正因如此，臨床經常看到「巧克力囊腫」、「多囊性卵巢」、「下視丘功能失調無月經」、「更年期」及「停經後」的女性朋友，因為排卵功能失調或是長時間沒有排卵，導致卵巢產生的雌激素與黃體素分泌不規律，間接造成陰道的自然保護力下降，於是較容易出現陰道反覆感染的問題。

Q10 體質容易流產，一定是因為卵子品質不佳嗎？

A 不一定，原因有很多，染色體異常、子宮內膜異位症等也可能是主因。

容易反覆發生流產問題時，首先需要知道，不一定每次的流產都是同樣原因所致，因此我們通常需要先評估有哪些原因較可能造成流產，常見原因有下列這些：

染色體異常

這是最常見的流產原因。胚胎的染色體異常可能導致其不能正常發育，從而導致流產。

解剖學問題

像是子宮異常，如子宮內膜異位症、較嚴重淺層的子宮腫瘤、子宮形狀異常，可能會影響胚胎的著床和成長。

免疫系統問題

像是自體免疫疾病，可能導致免疫系統攻擊胚胎，或是抗磷脂抗體症候群的血栓與胎盤功能不良問題，都可能造成反覆性流產。

某些特殊感染

如細小病毒（Parvovirus）、巨細胞病毒（Cytomegalovirus）感染，會增加早期流產機率。而感染德國麻疹（Rubella）或未經治療的梅毒感染，亦可能導致胎兒死亡及流產。

母體荷爾蒙失調

像是甲狀腺素不足、黃體功能不足、雄性激素過高，有可能會影

響懷孕的維持。

嚴重疾病或病理狀況

如糖尿病、甲狀腺疾病、凝血障礙等病狀也可能增加流產風險。

生活相關因素

吸菸、過量飲酒、非法藥物使用等，都與較高的流產風險有關。

年齡因素

年齡較大的女性，特別是 38 歲以上，流產風險明顯增加，主要是由於卵子老化，受精卵有較高機率在細胞分裂的過程中發生錯誤，導致無法持續發育而流產。

整理上述所有的情況來說，如果已經排除其他明顯的因素，比較容易發生、卻不易明確找出的因素，就可能是在於「精、卵、受精卵」三者的品質、染色體、細胞分裂過程，在這幾個部分發生異常。同時，又以女性的卵子品質有較高機率發生問題，而最直接影響卵子品質的原因就是在於「年齡」，**高齡造成的卵子品質不良，通常是在刪去其他可能性之外，最常見的反覆流產原因。**

以目前的醫療技術來說，只能藉由試管嬰兒的胚胎植入前基因檢測（Preimplantation Genetic Testing，簡稱 PGT），來協助篩檢出有可

能發生異常的胚胎。當反覆流產時，並沒辦法說「一定」就是因為卵子品質問題，還是需要優先考量並刪去其他明顯可能性，在各種因素都排除之後，「高齡所造成的卵子品質不佳」就有可能是主要原因。

TIP

不斷反覆流產，可能是「免疫媽媽」

如果反覆發生流產的患者是不到 35 歲的女性，又具有下列條件，則有可能是所謂的「免疫媽媽」，即因為免疫系統問題導致反覆流產、不易受孕，如此則建議進行免疫相關的檢查：

①夫妻備孕相關檢查都正常，備孕數年卻不容易懷孕。
②懷孕不到 10 週便流產的情形，發生超過 2 次以上。
③曾進行 2 至 3 次的試管嬰兒療程，在植入後胚胎無法持續發育。
④女性有嚴重過敏相關體質問題。

在治療上可能會需要預防性投藥，在備孕期就開始使用中西藥物來調節免疫系統，將免疫相關數值降低到正常值；另外，也有部分患者是在懷孕前免疫數值正常，懷孕後免疫數值卻出現明顯異常，如此則需要在胚胎確認著床之後，額外加強藥物來調節免疫系統，以確保後續孕期的安全穩定。

哈佛醫師的常備抗癌湯

每天喝湯，抗病毒最有感！

專攻免疫力、抗癌研究的哈佛醫師，
獨創比藥物更有效的「抗癌湯」！

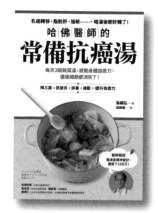

高橋弘◎著

免疫權威醫師每天都在喝的抗病蔬菜湯

5 種食材就能做！

每天一碗，持續兩週，
身體的不舒服自然消失。

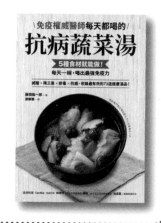

藤田紘一郎◎著

強化肌力訓練全書

【圖解】54 種常見的訓練項目！

東大肌力學教授、骨科醫師及福岡軟銀鷹教練，
寫給訓練者的科學化鍛鍊指南。

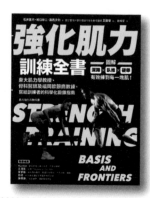

石井直方、柏口新二、高西文利◎著

健康力

中醫師寫給妳的科學調經養卵全書：成功者不斷！

吃對中藥＋實踐5大好習慣，有效調理月經、改善排卵功能

2024年7月初版　　　　　　　　　　　　　　　　定價：新臺幣420元
有著作權‧翻印必究
Printed in Taiwan.

著　　者	陳　家　駒
叢書主編	陳　永　芬
校　　對	陳　佩　伶
版型設計	葉　若　蒂
內文排版	綠　貝　殼
插　　畫	Shutterstock
	李　士　欣
封面設計	比 比 司 設 計

出　版　者	聯經出版事業股份有限公司	副總編輯	陳　逸　華
地　　　址	新北市汐止區大同路一段369號1樓	總編輯	涂　豐　恩
叢書主編電話	(02)86925588轉5306	總經理	陳　芝　宇
台北聯經書房	台北市新生南路三段94號	社　長	羅　國　俊
電　　　話	(02)23620308	發行人	林　載　爵
郵政劃撥帳戶	第0100559-3號
郵撥電話	(02)23620308
印　刷　者	文聯彩色製版印刷有限公司
總　經　銷	聯合發行股份有限公司
發　行　所	新北市新店區寶橋路235巷6弄6號2樓
電　　　話	(02)29178022

行政院新聞局出版事業登記證局版臺業字第0130號

本書如有缺頁，破損，倒裝請寄回台北聯經書房更換。　ISBN　978-957-08-7410-5 (平裝)
聯經網址：www.linkingbooks.com.tw
電子信箱：linking@udngroup.com

國家圖書館出版品預行編目資料

中醫師寫給妳的科學調經養卵全書：成功者不斷！
吃對中藥＋實踐5大好習慣，有效調理月經、改善排卵功能/
陳家駒著. 初版. 新北市. 聯經. 2024年7月. 224面. 17×23公分（健康力）
ISBN　978-957-08-7410-5（平裝）

1.CST：月經　2. CST：月經異常　3.CST：婦女健康　4.CST：中醫

417.12

113007832